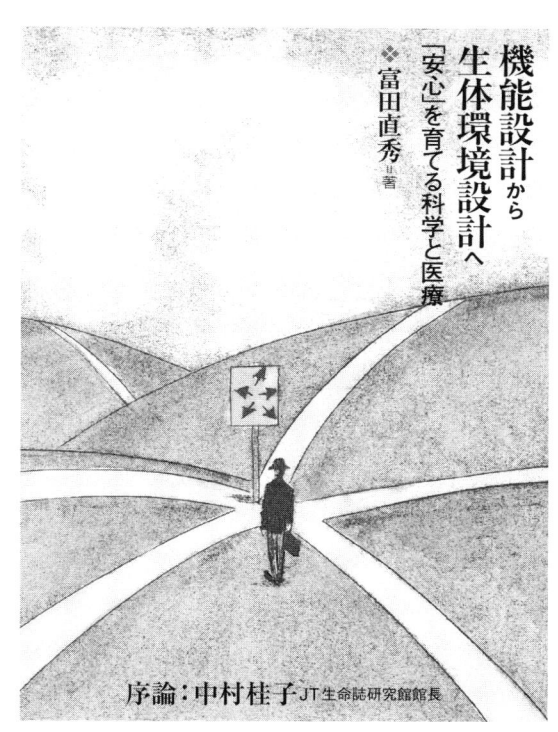

機能設計から生体環境設計へ
「安心」を育てる科学と医療

❖ 富田直秀 =著

序論：中村桂子 JT生命誌研究館館長

丸善株式会社

生体環境設計を"語る"前に

　中村桂子先生（JT生命誌研究館館長）は「わかる」ことについてこう語っています．「花を見て，きれいだね，これは春になると咲いて，秋になると実がつくんだよという．それはもう立派な，わかる，ですよね．そういうわかり方もある．そこに，葉っぱが花芽になるにはこういう遺伝子の働きがある，ということがわかれば，それはまたちょっとおもしろいかな，という，プラスしていく形で科学があると考えるわかり方があります．」（金子邦彦氏との対談記録から）．たしかに，生きものに対する感動を抜きにして生きている対象を理解することはできません．こういった理解は医療を考える上においてもとても大切なことなのだ，と思います．

　さて，それでは，どのようにして医療における大切さを科学の言葉で語っていくのか．これは大問題でした．「語る」ためにはお互いにうちとけていなくてはなりません．一方的に知識を送り出すのではなく，ときどき目を合わせたり，共感を確かめ合う間があったりしなければなりません．科学的な知識だけではどうしても伝わらないところは，まだ事実とは認められていないことがらも述べなければならないかもしれません．科学的な事実としてはなかなかとらえることのできない，たとえば"こころ"のことも書かなければなりません．これは，正しいことだけを書かなければならないという使命（?）を感じている教師にとっては大きなストレスでした．しかし一方で，科学の現場では，常にわからないことについて考えているのです（すでにわかってしまったことでは研究になりません）．その時，何に興味を持って何を研究するかという選択には"自分が大切と思う"というところが出発点になっています．

　それでは，「正しさ」とはどのようにして決定されていくのでしょうか．あなたが科学者であるとします．研究をしていて，何か新しい事実を見つけた，と思

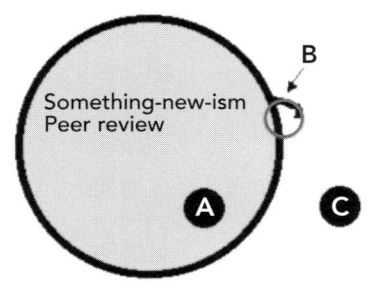

ったときにそれを論文にまとめて，適切な学問分野の雑誌に投稿します．左の図を見てください．ここに書かれている円の内側はこの学問分野で事実と認められている知識や論理を示しています．あなたが提出した論文はその分野をよく知っているとみなされている学者（peerとよばれています）に審査されて，それが本当に新しい事実なのか否かが判断されます．その審査をpeer reviewといいます．Peer reviewでは，その分野が事実と認めた範疇に新たな進展を加えたか否かが審査基準になります．図の中のA点のように，提出された知識や理論が既に事実と認められている概念の中に完全に埋まってしまっていると，これは新しい知見とは認められません．かといって，C点のように今までに認められている事実と完全にかけ離れてしまっていてもいけません．たいていはBの線のように，事実として認められている範疇から論理的（または直感的）に矛盾なくたどれる範囲で，過去にない新しい知識や理論を提案している場合に価値のある論文であると認められます．このことをsomething-new-ismとよびます（一部の記述は村上陽一郎氏の講演にヒントを得ています）．このような新しい提案があって，「正しい」知識や論理が積み上げられ，あやふやであったものが客観的事実の仲間入りをするわけです．

いろいろと議論はあるのですが，現在の科学のシステムではこのようにして「正しさ」が決められています．そうして大学ではこのようにして築かれてきた正しい事実を若い人たちに伝えていきます．けれどもこの本でこれから語ろうとしている内容は，上記のようにして築かれた正しい事実ばかりではありません．ここでは，私個人が大切と思った内容に関しても一緒に語っていこうと思っています．なぜならば医療に関わる研究では，正しさと同時に大切と思うかどうかが

重要だと思うからです．たとえば医療では「自律性」「正常・異常」「安心」「優しさ」などが大切ですが，これらは客観的事実としてはなかなかとらえ難いものです．けれども，それらに対する私の主観的な関わり合いは大切ですので，ここではそれに関しても語ろうと思っています．そうしてそのために，「知的空間」とか「機能の起源」とかといったちょっと難しい概念に関してもお話しします．そこでは，Peer review の規則を破ってフライング気味の内容も語っています．私がこれを語るのは，これらが医療にかかわる科学，そうして生体環境設計を語るためにはとても大切であると感じたからです．

　これから語る中で注意していただきたいのは，「大切さ」に関わる内容は「正しさ」とは混同してはいけないことです．「正しさ」は誰にとっても正しい（普遍性を有している）のですが，「大切さ」はそうではありません．いわば個人の思い込みです．この「大切さ」に関わる内容は意見や感想として提案され，批判され，また共感されて育っていくものだと思います．そこで，この本では読者一人一人が内容を批判し，意見を述べ，書き込みながら実感と共感をたどっていく形式を採用しました．私が語る内容にどんどん批判を加えてください．批判だけでなく，できればその根拠も記入してみてください．読者の参加によって初めてこの本が完成するのです．

はじめに

　まず自己紹介から始めます．自己紹介をし合ってから語り合う和やかさも，この本の理解のためには必要だと思うからです．私は工学系の大学の大学院を修了してから医学部に再入学して医師となりました．工学はものを作ろうとする学問です．医学は病気を扱う学問です．ですから私は，ものを作る技術を何とか病気の治療に生かせないだろうか，と思って仕事をしてきました．このように，もの作りを医療に生かそうとする学問を医工学と言います．私は今では医師として患者さんを診ることをやめて，この医工学の研究に専念しています．私が臨床を離れたのは，ものを作る仕事と患者さんに接して病気を治す手伝いをする仕事を同時に行うだけの能力に欠けていたからだと思います．私は，患者さんと一体になって病気に対峙する心の豊かさを持っていただろうか，と反省もしています．患者さんを診なくなるのはとても寂しかったのですが，臨床を離れることによって工学をもう一度勉強し直す機会を得ることができました．そうして，医工学以外にも数学や認知科学や様々な科学分野の人たちの仕事にも触れることができるようになりました．すると科学の考え方が今大きく変わろうとしているのを感じとることができたのです．工学ではものを作るために「設計」をします．ものを作ってきた工学が人を対象とするには，「設計」に関わる考え方に根本的な変更が必要であろうと気がついたのです．

　近年，生物学の進歩により，生命体も分子機械として見ることができるようになってきました．「機械」とは，しかけや，からくりを持ったものです．ですから，生命活動の様々なしくみが明らかになりつつある現代で，そのような見方が広まるのも無理のないことだと思います．しかし，生命のしくみのまねをして，しかけやからくりを設計すればそれで生命がわかるのではありません．生命を機械として捉えたとしても，それは従来の工学的な手法によって設計される機械と

は根本的に異なっています．この本ではまず，生命が「相互作用の中で動的に存在している」とするオートポイエティック・マシン[3,4]という考え方を参考にします．この考え方は認識にかかわるとてもややこしい思想を含んでいるのですが，この本では科学や工学が生き物に関わるための一つの方法論としてオートポイエティック・マシンの考え方を応用したいと思っています．工学では設計者が目標となる機能を仕様として定めますが，生体では環境との相互作用の中で自然に生じた性質が機能となっています．相互作用の中で動的に存在している生体機能を通常の機械を設計するときと同じように仕様と定めて無理矢理に設計をしてしまいますと，とんでもない結果を引き起こしてしまいます．工学者や基礎の医学者たちが実際の医療に貢献しようとするならば，従来の機能設計的な手法を改めなければならないことを「生体環境設計」[5-7]といった概念で説明したいと思います．生体設計ではなく生体環境設計であることに注目してください．これは，生き物の機能が「相互作用の中で動的に存在している」ということをふまえて，身体の機能を育てようとする方法です．

この生体環境設計の概念はなにも難しいことではなく，たとえば，外科治療や内科治療の多くはすでに「生体内環境設計」を行っているのであり，また，カウンセリングやリハビリなどの理学療法は「生体外環境設計」を行っているのだと

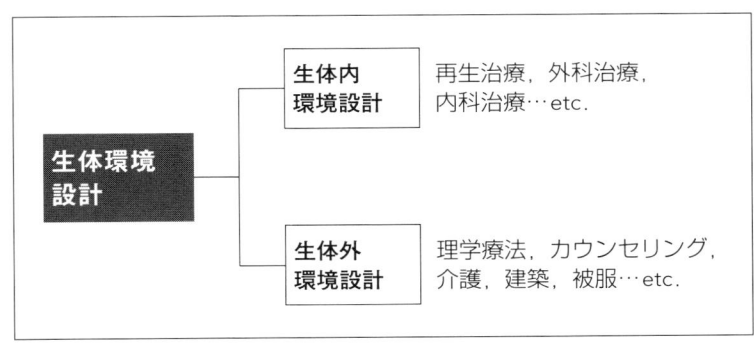

図1　生体環境設計

思います．そうして，生体内環境設計の考え方は組織工学（Tissue Engineering）や遺伝子治療に，そうして，生体外環境設計は被服，建築といった分野から社会システムにまで広くかかわっていくのだと考えています．重要なことは，生体においては機能が「作られている」のではなく「育てられている」ことです．

質問I-1 ❖ まず，あなたの自己紹介を書いてみてください．

....

....

....

....

....

....

....

質問I-2 ❖ あなたは何に興味がありますか？

1　どちらかというと工学
2　どちらかというと医学
3　どちらにも興味がある
4　どちらにも興味がない

質問 I-3 ❖ 質問 I-2 で,「1」と答えた方は工学に対する不満,「2」と答えた方は医学に対する不満,「3」と答えた方は医工学に対する不満を書いてみてください.そうして,「4」と答えた方は,外に出て体を動かしてみませんか.あなたが,体を動かそう,と思い,そうして実際に体が動く,というのはとても不思議なことです.

目次　機能設計から生体環境設計へ

生体環境設計を"語る"前に•i

はじめに•iv

序論:「生命」を基本に置く医療を求めて——生命誌との関わり　中村桂子•xiii

I──機能設計から生体環境設計へ ─────────── 1

- I-1　医療と医学と工学の根本的な違い•2
- I-2　機能設計(空間を描く)•6
- I-3　説明手段としてのオートポイエティック・マシン•13
- I-4　現象として観察できない相互作用•18
- I-5　生体の機能は「見えている」•20
- I-6　生体機能は設計対象となり難い•23
- I-7　複雑多重な生体システムの交通整理•26
- I-8　生体分野における逆問題の解法•30
- I-9　正常と異常(その1)•35

II──生体内環境設計とその応用 ─────────── 39

- II-1　生体材料における様々な機能設計•40
- II-2　機能設計から生体内環境設計へ(骨折固定材料の例)•45
- II-3　環境設計型生体材料•49
- II-4　力学環境設計と軟骨再生•53
- II-5　生体内環境設計によって関節を治す•56
- II-6　生体内環境と組織形成•60
- II-7　情報の流れとして生体適応を考える•63
- II-8　機能化の淘汰と効率化の淘汰•69
- II-9　作用が機能となる•72
- II-10　自律性をめぐる各学問分野の流れと医療•77

III — 生体内環境設計から生体外環境設計へ ——— 81

- III-1　不自由とは何か•82
- III-2　病気がある理由•86
- III-3　正常と異常（その2）•88
- III-4　無駄の役割（2：8の法則から）•91
- III-5　信頼性から安心へ•95
- III-6　要素還元的方法の必要性•100
- III-7　安全, 安心な生活のための生体環境設計•104

おわりに──
植木屋さん, 設計しない建築, 作曲しない音楽, そうして女性の優しさ•108

質問に対するコメント例•111

参考文献•119

索引•125

序論：「生命」を基本に置く医療を求めて
——生命誌との関わり

中村桂子　JT生命誌研究館館長

読んで欲しいと言って渡された原稿をパラパラっと見たら，「大切さ」と「優しさ」という文字が眼にとびこんできました．著者の専門分野は"生体・医療工学"であり，表題には「設計」とあります．これらがどうつながるのだろう．医療工学は，人体を機械に見立てて壊れたところは修理しましょう，いや将来は人体を設計することも考えられますよという方向を狙っているはずなのに，その中に「大切さ」や「優しさ」を持ちこむことなどできるのだろうか．まず頭に浮かんだのは，このような素朴な疑問でした．しかし医療は本来「大切さ」や「優しさ」を必要とするものです．ここには何か新しい視点からの新しい試みがあるに違いないと興味をそそられました．

　1970年代初め，米国で，バイオメディシン（生物医療）という言葉が使われるようになりました．きっかけは，がんです．死因第1位のこの病気の予防・診断・治療の方法の確立が求められる中，がんの原因を探る研究が進められました．その結果がん遺伝子が見つかったのです．しかも，変異によってがん遺伝子になる遺伝子（がん原遺伝子と呼ぶ）は，正常細胞で細胞増殖に関わる遺伝子だったのです．次々とがん遺伝子が見つかり，さまざまな遺伝子の関わる発がん機構が見えてきました．徹底的な遺伝子の解析が必要だということになり，ヒトゲノムの全塩基配列解析が行われました．ここで，がんだけでなく，高血圧や糖尿病など多くの病気の原因を遺伝子に求める研究が盛んになったのです．こうして医学は科学になってきました．科学になれば科学技術，工学とのつながりが生まれます．

　こうして医療・科学・工学という三つは関係づけられて当然と受けとめられる時代になりました．遺伝子や細胞の科学を基本にした遺伝子治療や再生医療が近い未来の医療として喧伝されています．しかし，医療・科学・工学にはそれぞれ特性があり，お互いに違うものなのです．それを整理せずにこのまま科学や工学の進展の応用としてだけ医療を進めていってよいのだろうか．これが医療工学の現場にいる著者の問いらしい．原稿を読んでいるうちにそれがわかってきました．これは，生命科学とその成果を活用する科学技術が"いのち"を大切にするものになっていないことが気になり，「生命誌」を始めた私の気持ちと重なるものです．

著者と何度も話し合いを重ねるうちに，二人とも仕事の中で自ずとこのような考え方をするようになり，前にあげたような問いを立てて新しい方向を探るのをあたりまえと思っていることがわかりました．それほどの気負いはないのです．しかも一方で，科学や医療の正道を歩いている人は科学や工学が先にあり，後から人間や生命がついていくような考え方をしていることが気になり，できれば生命の方を先に置く考え方になってほしいと思っているところも共通していることがわかってきました．そこで，読者がひっかかるものを感じるかもしれないと思うあたりを取り出し，富田流医療工学と生命誌を比べ，ここで考えたい重要な点を明らかにしていきたいと思います．

　第一の関門は，前述した医療と科学・科学技術（工学）の違いです．科学・科学技術は客観的正しさを基本にしていますが，医療では「安心」や「優しさ」が大切になります．安心や優しさは客観的にとらえるのは難しく，それを私が大切に思うのだという主観が関わります．医療を客観を旨とする科学・科学技術としてだけとらえていくと，この主観の部分が消えてしまいます．それは医療としては望ましいことではありません．

　では，「優しさ」があれば素晴らしい医療かといえばそうではないのはもちろんです．技術がしっかりしていないのは困ります．「正しさ」と「大切さ」とを混同せずに，共に不可欠なものとして取り入れていく必要があるのです．これは簡単なようで難しい．実は，医療だけでなく社会のあらゆる活動，たとえば産業や教育などに科学・科学技術を活用する時には，つねに「正しさ」と「大切さ」を取り入れる必要があると考えているのが，生命誌なのです．私はこれを科学と日常という言葉で表現してきました．DNAを通しての生命現象の解明と，子どもが生き生き育ってくれるようにという日々の願いとは次元の違う異質のものです．前者では「正しさ」が重要であり，後者では「大切さ」が重要です．けれども共に対象にしているのが生命である以上，DNA研究と日常とがまったく乖離してしまうのはよくないと思うのです．21世紀の学問は，日常とつながるものとして創っていく必要があると思っています．その先鞭をつけるのは，医学・医

療でしょう．しかし，医療に関わっている人々にまだその意識が強くないので，本書の「正しさ」と「大切さ」に関する本書の提案は重要です．

　第二の関門は，生命体は分子機械として見ることができるけれど，まったくの機械として見てはいけないということです．

　そこで注目するのは，生命の自律性．著者は生命体を「相互作用の中で動的に存在している」オートポイエティック・マシンととらえています．ですから生き物は「あたかも考えているかのように周囲に適応」していくとも書いています．たしかにたった一個の細胞でもその挙動を見ていると，"考えているかのように"見えます．したがって生物の話は擬人化されやすく，利己的遺伝子などという言葉が流行することにもなり，科学の立場から見ると危険もあるのですが．だからと言って自律性を切って捨てたら，「生きること」を捨てることになります．これもまた最初の「大切さ」と同じように，科学が基本とする「正しさ」と混同せずに，しかし切り捨てずにしっかりと見据える必要がある課題です．

　医療工学者である著者は，生体という機械の機能に注目し，それが的確にはたらくような治療を考えるわけです．ここで著者は通常の機械が機能設計をする，つまり"つくる"ものであるのに対して，生体という機械は「環境設計」をする，つまり"育てる"という視点で扱わなければならないと考えます．これは，生体の持つ細胞や組織が成長・分化する能力を活用することであり，従来の外科治療はこのような考え方でなされてきました．ところが，最初に紹介したように，現在の医学・医療が生命科学研究の進歩と共に生まれたバイオメディシンという考え方になったことによって「環境設計」ではなく「機能設計」をめざすようになったのです．そこで改めて医療本来の姿である「環境設計」を主張しなければならなくなってきたわけです．機能設計へと向かう医療を否定するのでなく，その考え方を分析し，その問題点を解明したうえで，医療の原点である「環境設計」を新しい形で組み立てていこうというのが著者の立場です．

　ここでまた，生命誌との重なりが見えます．生命誌は，生命体を機械とみなす生命科学を否定しません．しかし，生命体と工学的機械との違いに眼を向けよう

としています．その違いは本書の"つくる"と"育てる"という言葉の対比の中にみごとに表れているように「時間」です．私に生命科学から生命誌へという移行をさせた理由の一つがこの「時間」でした．"イネをつくる"，"子どもをつくる"という言葉が，"自動車をつくる"，という時の"つくる"と同じように使われているのが問題であるということに気づいたのです．科学技術文明の中では，何でも「つくる」になっていきますが，実はイネは育てるであり，子どもは生まれるでしょう．ここで大事になるのが時間です．もちろん自動車をつくるためにも時間は必要ですが，自動車生産はできるだけ短い時間で行われる方がよいとされています．ここでは，時間は本質ではありません．しかし，イネや子どもにとって，時間は本質です．そこで，生命体を工学的機械と同じように見る科学技術の中では，イネをつくる農業は生産性の低い質の悪い産業になるのです．子どもについても，そんな見方がないわけではありません．効率よく反応し，すばやく行動する子を育てようという様子が見えます．

ここで著者は，生命体は機能の選択によって自律性を獲得する過程と，その効率化の選択によって記憶システム（フィードバックやプログラム）を獲得していく過程とを重ね持っており，このどちらに注目するかによって医療が変わってくるという整理をしています．ここが本書のハイライトでしょう．

生物学や医学に親しくない方には少し面倒なところかもしれません．詳細は本文におまかせするとして，再生医療，遺伝子治療という形で登場している先端医療は記憶システムに強くはたらきかけるものです．これまでの言葉を使うなら機能設計であり，つくるという立場です．それによって見かけ上の正常を得たとしても，生体全体が環境との相互作用で自律的に獲得している安定な状態は崩れるかもしれないという本書の指摘をよく考えてみる必要があります．まず自律性を利用して機能を「育てる」治療が基本であり，そのうえに記憶システムにはたらきかける治療を持ってくるという，生命体全体を考える医療にしなければならないという著者の強い主張は，現場の医療を考えるとよくわかります．

この部分をまた生命誌の視点で見ていきます．生命体の自律性と記憶システム

の全体を含めて，生命体をつくりあげる基本が「ゲノム」です．私が生命科学から生命誌へ移行した時，日常・時間というテーマを科学に結びつける具体的なものとして「ゲノム」に注目しました．生命体の基本物質であるDNAを遺伝子に還元するのではなく，ゲノムという一つのまとまりとしてとらえることが大事だと思ったのです．科学者としてはこれがもっとも重要なことでした．DNAを遺伝子に還元するということは，生命体という機械を工学的機械と同じく単なる部品の集まりと見るということです．そうではない．全体として，自律性を持つ存在として見なければ，生きものが生きものとして見えてきません．一つの個体の特徴を出すものとしての「ゲノム」を基本に置き，その中に書き込まれた事柄を読み解いていこうと思ったのです．実は生命体は日々ゲノムを読み解いています．それがもっとも顕著に出るのが受精卵から体ができていく発生の時です．ゲノムに書き込まれたプログラムを読み解いて体をつくっていく時，まさにここには時間があります．遺伝子には時間はありませんが，ゲノムには時間が入っています．そして日常性も見られます．人間でもイヌでも，とにかく生きものがいれば，そこには必ずゲノムがあります．自然の中ではDNAはいつもゲノムとして存在するのです．一個の遺伝子が独立して存在するのは実験室の中だけでしょう．日常の中でのDNAはゲノムとしてはたらいているのです．

　私の身体が私の身体という総体として存在するということを支えているのがゲノムですので，これは著者が分類した自律性と効率化の二つを合わせた結果としてあるものと言えるのではないでしょうか．ここでお断りしておきますが，ゲノムはDNAという物質であり，それがただ存在しただけでは生きているということにはつながりません．それが細胞の中ではたらく時に生きるということになり，全体性が生まれるのです．

　ヒトゲノム塩基配列の解析が終わったので，ゲノムのことはわかってしまったと思われる方もあるようですが，これは始まりです．30億もの文字の並びが生命体に特有の自律性や記憶システムをどのようにつくりあげていくのか．これを知るのは容易なことではないでしょう．しかし，この30億文字を調べればよい

ということがわかったのですから，部分ではなく，全体を考えることが現実の課題となってきました．生き物は全体として存在することはわかっていても，どこからどう切り込んだらよいかわからない状態でしたが，21世紀は全体を考える時になるでしょう．研究としてもまったく新しいことが見えてきそうでわくわくしますし，このようなことがわかれば，医療も，人間にとって望ましい方向に展開できるはずです．もっとも，この問題を真剣に考えている研究者の中では，それがわかるまでには「今世紀いっぱいはかかるだろう」とささやかれてもいますので，まだまだ調べなければならないこと，考えなければならないことは山ほどあるのですが．

「20世紀は"客観的信頼性"ばかりが先行して本当の"安心"が忘れられている時代でした．21世紀の医療は"大切さ"を論理的な"正しさ"とどう対峙させるか，またはこの両者の分水嶺をどこにおくかといった根本的な問題を避けて通るわけにはいかないと思います．」と本書にあります．その通りです．医療の専門家がこう考えてくれたら患者も"安心"です．

　生命の大切さは誰もが口にします．しかし，現実の社会では，生命が大切にされているとは思えない事柄が続出しています．医療の現場でも，たくさんの善意がありながら，問題山積です．子どもを虐待する親も目立ちます．生命科学研究が大きく進展したからこそ，改めて生命について，そしていったい何が大切なのかということについて，基本から考えなければならないのではないでしょうか．一人一人がじっくり考えませんか．そしてお互いに話し合い，時には批判もしながら，よりよい医療を手にしていきましょう．本書は，医療工学研究という現場で，生命について，工学について，医療について，そして人間の生き方について考えている著者からのそんな呼びかけです．生命誌もまさに同じ考え方で進めている分野です．そして私も，同じ気持ちをもち，生命をめぐるさまざまな課題について考える輪が広がることを願っています．

I 機能設計から生体環境設計へ

I-1
医療と医学と工学の根本的な違い

　医工学分野では医学分野の医療従事者や生物学者と工学分野の技術者がお互いに助け合って医療現場に貢献しようとしています．この分野では工学者にもある程度の医学知識が必要ですし，医療従事者や生物学者にも工学的センスが要求されます．今日では多くの工学者が医学的，生命科学的な手法を用いて研究をしていますし，また医学者も工学的なアプローチで研究を進める人が多くなりました．医学と工学の融合した医工学はすでに成熟した分野として多くの業績を積み上げています．たとえば，病院にはたいていはCT（computerized tomography）があります．MRI（magnetic resonance imager）がある病院も珍しくなくなってきました．CTはX線で，MRIは磁気で体の中の断層像を撮影する装置です．また，糖尿病患者の血糖を計測する小型の装置も現在では家庭にまで広く普及しています．こういった診断装置のみならず，人工関節や人工血管，人工腎臓，人工心臓といった人工臓器や再生医療といった治療分野にも，医工学の成果が盛んに利用されています．

　こういった医工学の成果は医学と工学のそれぞれの研究者の密接な協力から生まれ出ています．けれども，医学と工学を結んでいる医工学の専門家でも，未だにお互いに理解し合っていない点が多くあります．たとえば，工学者や生物学者は医学と医療との間の根本的な違いをなかなか理解できません．医療は人の苦しみと向き合う現場であって学問分野ではありません．それに対して医学は人の機能を扱う学問の総称です．生体に機能を設定して，病気を機能異常として捉えますので，機能を設計・制御する工学との連携が求められているわけです．けれども，医工学の本来の目的は生体機能の設計・制御ではなく，人の苦痛の低減です．一方医療従事者は，工学には「設計」概念[1, 2]があり，それが工学者にとってとても大切な過程であることを理解していない場合が多いようです．設計とは「機

能」を量として表現し，現実の世界に具体化させる論理過程です．この設計を行う点において工学と工作とは根本的に異なっています．

　工学者，医療従事者，生物学者の間にあるこのような相互の誤解は，結局のところ生命やヒトへの接し方の違いに原因があるのではないかと思います．工学者や生物学者は「私」といった一人称の関わり合いなしに生命やヒトを理解しようとしますが，生命やヒトに対する畏敬や共感がなければ医療現場における治療活動は成り立ちません．また，工学者は生き物の機能も機械と同じように設計されるように思っている場合が多いようです．生命やヒトの機能の本質が未だに謎である事実に対して工学者はあまりに無頓着であり，医療従事者や生物学者はその謎を謎として容認したまま治療や研究を行う姿勢に慣れすぎているのだと思います．生命を扱う学問では「〇〇遺伝子の指令によって，△△蛋白が合成され，□□の役割を果たす」といった表現を用いることがありますが，ここで用いられている「指令」「役割」といった言葉は本来は自らが目的や意志を持った個体に対して用いられる言葉です．遺伝子やタンパク質は生命の重要な構成要素ですが，だからといってそれ自体が目的や意志を持っているとするのは，科学的には認め難い立場であるはずです．

　科学は基本的には機械論，つまり，生命現象そのものに目的意志を認めない基礎の上に成り立っています．けれども，現実の医療の現場では生命の本質が未だ謎であることを常に認識しなければならないジレンマを抱えているのです．工学の基本的手法である「設計」は純粋に機械論の上に構築されています．後にも述べるように，設計とは仕様として表された要求機能から実体としての「もの」を導く論理的な作業です[1,2]．たとえば，「手に持って使う．比較的柔らかな食べ物に刺す．刺した食べ物を一つずつ口に運ぶ．軽くて小さくて危なくない」といったように，可及的客観的に要求機能を表現し（これを仕様と言います），そこから論理的にフォークの形状・材質が設計されるわけです．けれども，生体の持っている機能をこのような仕様として客観的に表現してしまうと，そこに様々な問題が生じてきます．生体の機能は私たちのまわりにある道具や機械の機能と違っ

て，常に動いているからです．ただ動いているだけではなく，あたかも周囲の環境に合わせて「考えているかのように」変化します．このように，誰に命令されたわけでもなく，まるで自分で考えているかのように周囲に適応して変化することを「自律性」と言いますが，この，自律的に，動的に存在している生体機能を無理矢理に仕様として固定してしまうと，設計された人工の機能は生体の生きた機能に追従できず，ついには生体の機能を破壊してしまうことがあります．この具体的な事例は次章に述べることとして，この章ではまず工学における設計概念をもう少し詳しく説明します．そして自律的に，動的に存在している生体機能のことをオートポイエティック・マシン[3-4]という考え方をつかって説明したいと思います．設計とはどんな作業なのか，そうして動的に存在しているとはどんなことなのかをお話しすることによって，工学の生体に対する役割は機能設計ではなく，環境設計でなければならないことを説明していきたいと思います．

質問 I-4 ❖ 自動車の機能は人が工学的な方法を用いて設計しています．では生体の機能は誰がどのようにして設計したのでしょうか．あなたの考えを書いてみてください．

医療・医学・工学と機能との関わり合い

医療：人の苦しみを扱う現場であって学問分野ではない
　　　　基本的には人に機能を設定していない

医学：病気を機能障害として定義し，その治療体系を研究する総合学問分野
　　　　機械論を基盤とするが，生体の機能に目的性を容認している場合が多い

工学：機能を設計・制御する学問分野
　　　　機能の目的は設計者が規定している．

（機械論：生命現象に目的意志を認めない哲学的立場）

I-2
機能設計（空間を描く）

　工学とは文字どうり工（たくみ）の学問，つまり，もの作りの学問です．昔からのもの作りは職人の仕事でした．それが今では工学者たちが世の中の多くのもの作りにたずさわっています．それでは職人と工学者とは何が違うのでしょう．私は，工学者と職人との違いは「設計」をするか否かであろうと考えています．今では世の中のほとんどの製品は工学者によって，つまり設計を経て作り出されているのではないでしょうか．もちろんのこと，工学が職人芸よりも優れているわけではありません．工学は人の暮らしをずいぶんと便利にしましたが，大工や庭師，料理人などの職人芸を身につけた人々こそ人の幸福に直接関係した仕事をしているように思います．また，工学は文明を築きましたが，文化の多くは職人芸によって支えられているように思います．

質問I-5❖ 著者は，工学者と職人との違いは「設計」をするか否かであろう，と考えました．あなたはどう思いますか？　あなた自身の考えをこの次の欄に書いてみてください．

設計とは工学者の spirit と言ってよい概念だと思います．設計というと建物や機械の形を描く建築設計や機械設計を思い浮かべる方が多いと思いますが，形だけではなく材料設計，表面設計，分子設計，回路設計，システム設計，信頼性設計，プロセス設計，景観設計，感性設計，等々，工学の関わるすべての事項に設計が行われています．設計では実は形よりもむしろ機能こそが設計対象となっています．設計とはなんぞや，ということを考える設計論には昔から多くの捉え方があります．実務的な設計作業手順を設計論とよぶ場合もありますし，設計を概念として捉えようとする場合もあります．吉川弘之氏は後者の設計概念の例として以下のように述べています．

「まず要求が明確に概念として形成され，表現され，次にその要求を満たすものとしての実体が形成される，これが設計である」[2]

　つまり，吉川氏は設計過程を論理的な変換式として捉えたわけです．この考え方は以下のように言い換えることができます．

「設計とは空間として表現された機能を具象空間上の実体や動きに変換する論理過程である」

　ここでわざわざ空間というややこしい言葉を登場させたのは，空間概念を使って職人芸や生体機能の設計ができるかどうかを考えてみたいからです．ここで言う空間は日常語で使うときの，身のまわりの広がりではなく知的空間[*1]を指します．わたしたちが物事を理解するときに頭の中に描いているグラフのようなものであると考えてください．表からグラフが作られるように，私たちが頭の中のグラフを描くときにも表が必要になります．表とは物事を分けて（範疇に分けて）順番に並べます．頭の中で論理的にものごとを理解するためには，ものごとをまず分けて，そうしてそれぞれに順番をつけて並べてみます．どうしても同じ列に

並ばない物事は，別の列にして比べてみます．いくつかの列を比べて，その間の関係を考えるときにグラフのような空間ができあがります．

　たとえば，格好が良くて，速くて，5人乗りで，小回りがきいて，軽くて，耐久性があって，燃費が安くて，乗り心地のいい車を設計するとします．車の縦の長さを頭の中に描いてみてください．5人乗りですので，5人がすべて縦に並ぶような細長い形から，横に5人並んだり上に5人重ねるような短い車型も可能かもしれません．この極端な長短の間で自由に車の長さを選択することができます．この車の長さが一つの範疇となります．ここに，格好が良い，速い，小回りがきく，軽い，耐久性がある，燃費が安い，乗り心地の良い，というそれぞれの範疇と車の長さとの関係を考えてみます．たとえば，小回りがきくという機能は車の長さだけではなく，ハンドルのきれる角度も関係しますので，そこでは小回りのできる半径と車の長さとハンドルの切れる角度の三つの量が関係し合ってグラフを作ります．燃費が安いことは空気抵抗や車の軽さとも関係して長さと関係するでしょう．このように，機能を範疇に分けて定量化し，それらの関係を頭の中にグラフのように描き出します．人によって少しずつ表現方法は異なりますが，工学が行う機能設計では，このように機能を定量的に表して知的空間を作っていき

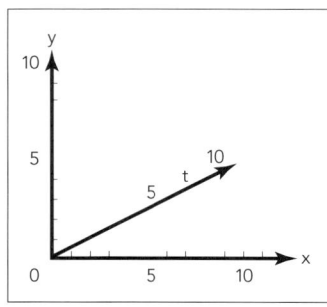

図2　知的空間：ものごとを分けて，順番に並べてその意味や原理を見つけ出そうとするときに，頭の中に作られるグラフのようなもの．この空間の中で合理的に考えることを私たちは「知性」と名づけている場合が多い．論理的真実はこの知的空間の中でのみ定義されている．けれども，知的空間では捉えられていない事柄も多く，それらに関しては「論理的真実」を判断するのが難しい．

＊1　空間：思想家によって空間の捉え方は少しずつ異なるのですが，ここでは，空間概念がヒトに区別，計数，抽象などの能力を与えている，としたベルクソンの考え方に近い「空間」を考えます．ただし，このベルクソンの考え方はあとで少し批判することになります[8,9]．図2参照

ます.

　それに対して，職人芸が対象とする機能や生体機能の多くはこの知的空間に表現することのできない機能である場合が多いと思います．たとえば，手術で使うハサミはとても値段の高いものがあります．車に比べると単純な構造だと思うでしょうか？　けれども，腕のいい職人さんの作るハサミは工学設計ではとても太刀打ちできないようなすばらしい機能を持っています．機能は単に「使いやすい」ということですが，この使いやすさを形にするのはとても難しいことです．職人さんがハサミを作る時にも設計図や仕様書らしきメモを使うかもしれません．けれども，すぐれた職人さんはハサミに要求される機能を頭の中で表やグラフにしなくとも，ハサミを使用する人との共感から言葉に言い表せない微妙な感覚をも具現化できます．おそらく職人さんの頭の中では，職人さん自身が実際にハサミを使う人になったり，時にはハサミになったりして，その実感をもとにものを作っていくのでしょう．それは作られるのではなく，職人さんと，ものとの関係の中で自然に育っていく形と機能なのかもしれません．

　しかし，実はこの職人的なアプローチは工学設計者にも必要になります．設計者が，工学設計と称して様々な機能や形態を設計するときも，一番大切な部分では，形や機能のアイデアを知的空間の中に作られた制限の中で育てる場合が多いようです．たとえば，手術用のハサミ作りを機能設計屋がまねるとします．「どれくらいの質量のハサミで，握る握力はどれだけ」だとか「手で握ったときに手に感じる圧力分布が平均化されていて，握る場合にもよけいな力を必要としない」とか，「刃の角度がどれくらいでその方向は……」といったように，「使いやすさ」という機能を空間内に定量的に表現します．これらの表現によって，空間の中に実際に作られる実体の可能な形や構造の範囲を示す広さが見えてきます．この広さに余裕がなく，論理的にある構造に決まってしまう場合が，いわゆる「最適化設計」になり，この場合には職人芸は必要ではありません．しかし多くの場合，論理的に一つの構造に決まってしまうのはまれで，大きな選択の余地が残ります．その場合には，空間に区切られたこの余地の中に様々な可能な形や機能のアイデ

アを育てる職人芸が，工学者にも必要になります．

質問 I-6 ❖ 著者は，知的空間に記述できる機能のみが「設計」の対象になる，と述べました．知的空間とは，簡単に言いますと言葉や数字（図形）で客観的に言い表すことができる，ということです．下の欄に5〜6歳の子供が乗って遊ぶ「三輪車」の機能を言葉や数字で言い表してみてください．

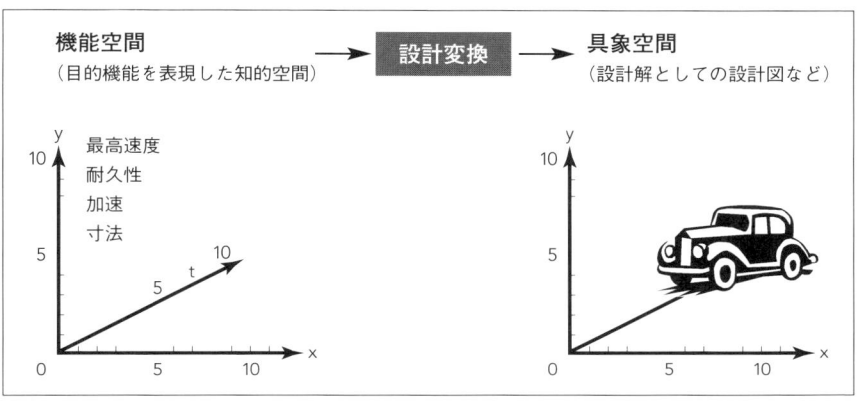

図3　目的となる機能が分けられ，並べられて知的空間に記述されなければ，設計の対象とならない．

　設計も職人芸も最後には具象空間上（つまり現実に）にある具体的な形態を示します．けれども，設計では求められる機能を分けて，順番に並べ「仕様」として空間に表現しなければなりません．一流の設計者は時として一流の職人さんと同じように主観的な表現，たとえば，「手にしっくりくる」とか「広くてゆったりとした」といった表現からでもの作りをすることができます．けれども，設計者は職人さんと違ってその表現を必ず客観的な言葉に翻訳し，知的空間に描くことができる形に変えなければなりません．機能が知的空間内に表現されなければ機能設計を始めることができないのです．ですから，空間に描くことのできない，つまり，分けて並べて客観的に捉えることのできない機能は設計することができません．それでは，生体の機能は機能空間で捉えることができるのでしょうか？　次項では，オートポイエーシスという概念をご紹介して，生体機能の設計可能性を考察してみたいと思います．

質問 I-7 ❖ 質問 I-6で表現した機能（これを仕様書と言います）から，三輪車を設計してみてください．今までに見たこともない三輪車（三輪である必要もないかもしれません）を考えてみてください．

I-3
説明手段としてのオートポイエティック・マシン

　前述したように生物学や医学で「〇〇遺伝子の指令によって，△△蛋白が合成され，□□の役割を果たす」という表現が許されているのは，生命に対する目的論的な視点が今なお科学者の中で払拭されていないからなのかもしれません．目的論とは生命現象に目的意志を認めてしまう哲学的な立場です．生命科学者の多くは機械論の立場に立っているはずであり，目的論的な立場をとっているわけではありませんが，生命の本質が未だ謎であるためにこういった表現を用いざるを得ないジレンマが生じるのです．ところで，「遺伝子の指令によって……」という表現がなされるのは，生命体の構成要素には「自律性」があるからです．目的論的な生命観を許さず生命の自律性を機械論的に捉えようとする試みは，認知科学や科学哲学，制御理論，複雑系科学など多くの分野で盛んに提案されています．前述のように「自律性」とは，個々の要素がまるで自分で考えているかのように周囲に適応して変化することを言いますから，自律性を考えていくと「自己とは何か」といった哲学的な疑問にも突き当たります．その思考過程の一部は本来は客観的に捉えがたい哲学の題材を含んでいるため，客観性を土台とする科学者がこれに近づくのは時として危険かもしれません．しかし，自律性を機械論的に捉える試みを一つの方法論として捉えるならば，科学・工学の分野にも多くの示唆を与える内容を含んでいると考えます．

　そこで，ここではその主張の一つである，オートポイエーシス[3,4]に注目します．ただ，ここで断っておかなければならないことがあります．本来のオートポイエーシスは，認識という，本来は言葉で訂正し難い内容を扱っています．前述の「自己とは何か」といった根元的な疑問に対してもオートポイエーシスは一つの解答を提示しようとしています．本来は，これらの根元的な視点にも言及しなければオートポイエーシスに関して説明したことにはなりません．しかし，おそ

らくその説明は読者をひどく混乱させることになるだろうと想像します．この本の主題は科学的な考え方をいかにして医療に役立たせるかの方法論ですので，ここではオートポイエーシスの本来の意味をやや曲げて方法論として捉えた解釈を述べようと思います．もし，この本を読んでオートポイエーシスそのものに関心を持った人は，その専門の本を読んでください．興味深い考え方です．

　オートポイエティック・マシンといった概念を提唱して生命現象を自己構成的な自律機械として定義したのはMaturanaとF. J. Varelaです．彼らはこれを「構成素が構成素を産性するという産性過程のネットワークとして，有機的に構成（単位として規定）された機械」と言い表しています．つまり，**図4**のように，環境との相互作用によって自己を変換し続ける機械として生命体を捉えるのです．機械として生命体を捉えるからといって何も金属でできたロボットのような生命体

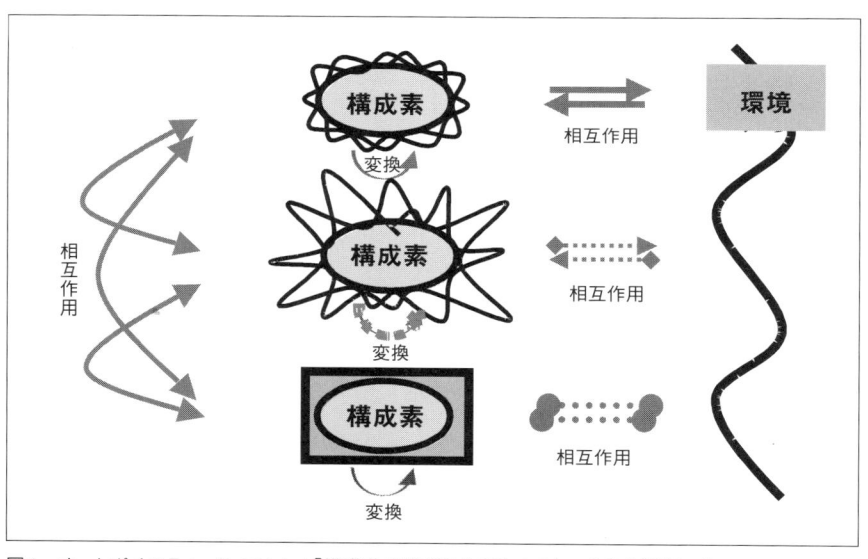

図4　オートポイエティック・マシン：「構成素が構成素を産性するという産生過程のネットワークとして，有機的に構成（単位として規定）された機械」[3,4]．この考え方を応用して生体機能を考えると，動的に存在する生体の機能や形態に対して物質にとらわれない解釈を与えてくれる．

を考えるわけではありません．様々なレベルの相互作用によって，自分自身とその組み合わせを常に改変するような「しくみ」があったとすれば，構成する材料が何であれその「しくみ」自体に生命体と同じような自律性がある，と考えています．ですから，オートポイエティック・マシンの考え方では，物質にではなく上記のような自己構成的な相互作用のネットワーク（情報ネットワーク）そのものを「単位」と規定しています．このことを生体に当てはめて理解するためには，私たちの情報のやりとりに関する常識を一度離れてみなければなりません．たとえば，生体が環境の情報を授受する現象を，私たちは，環境の中にある情報をセンサーによってピックアップする，と捉えます．私たちが情報を受け取る機械を作ろうとしますと，まずは情報を受け取るセンサーを設計しようとしますので，生体にもセンサーがあるはずだ，と考えます．事実，そのようにして生体を探していきますと，センサーの働きをする物質（たいていの場合はタンパク質ですが）とその反応経路を見つけることができます．ですから，このセンサーを探し出す，という考え方に間違いがあるわけではありません．生体のセンサーとして発見された様々なタンパク質やそのタンパク質の制御を司るいくつかの薬剤がすでに治療薬として臨床に用いられています．しかし，そのタンパク質が全く別の役割も同時に持っていたり，似たようなセンサーの役割をするタンパク質が数多く発見されたりして，その複雑さにわれわれは翻弄されてしまう場合もまれではありません．このセンサーやピックアップといった考え方で生体に接しますと，とても複雑に絡み合った物質の流れが顔を出してきます．そればかりではありません．機械設計の場合には，どんな情報をどのように受け取って，それをどのような形の情報に変換するか，といった情報処理のプログラムを設計者である私たちが仕様として決定しなければなりません．しかし，生体ではその実働プログラムまでも既に構造の中にできあがっているように見えるのです．通常の機能設計の考え方で生命体に向き合うと，ではいったいこの複雑なプログラムは誰がどのようにして設計したのだろうか，と悩まなければなりません．

　神様が人類ではとても到達できないような英知をもって生命を設計した，と考

えればよいのですが，神様ははたして「設計」という方法を使ったのでしょうか？　センサーやピックアップがあるといった考え方の中には，生命の機能が工学と同じように仕様から設計された，といった意識が含まれています．これは，目的に従ってこのような複雑な構造が設計されたという意識から生まれた考え方です．しかし，オートポイエーシスではここに工学設計とは全く異なった「しくみ」があるのだ，と主張します．その「しくみ」は，構成素が構成素を継続的に，また多様に産性するしくみです．

質問 I-8 ❖ 生き物と生き物でないものの違いを言葉や数字（図形）で客観的に表現してみてください．

質問1-9 ❖ 質問1-8で考えた内容の例外を考えてみてください.

I-4
現象として観察できない相互作用

　オートポイエーシスの考え方の一つの特徴は，物質ではなく，その情報としての相互関係に物事の本質をおいている点です．ここで重要なのは現象として観察し難い相互作用もその視野に含まれる点です．**図5**をご覧ください．相互作用は自己破壊的な相互作用と自己構成的な相互作用に分けることができます．前者はやがて消えて無くなってしまう相互作用です．そうして消滅速度の速い自己破壊的な相互作用はわれわれ観測者が容易に見ることができません．

　図6で説明しますように，たとえ破壊速度が速い相互作用であってもその前後に連なる相互作用がある場合には，その前後関係から存在を予測することができます．けれども，作用の痕跡を残さない自己破壊的相互作用を想定すると，その消滅速度が速い場合には現象として観察されません．

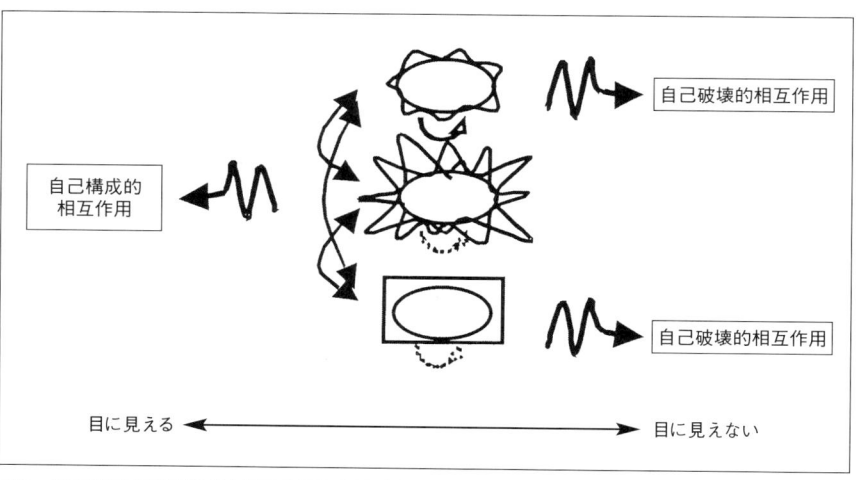

図5　相互作用を自己構成的相互作用と自己破壊的相互作用にわけるとする．破壊速度の速い自己破壊的相互作用は容易に見ることができない．

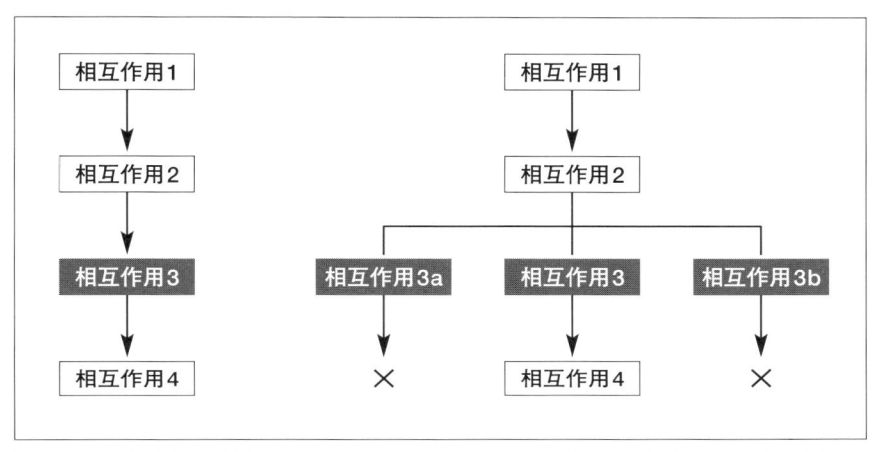

図6 破壊速度が速い相互作用であっても、左図の相互作用3のように前後に連なる相互作用がある場合には、その前後関係から存在を予測することができる。しかし、図の相互作用3aや3bのように消滅速度が速い自己破壊的相互作用は現象として観察されにくい。

質問 I-10 ❖ 著者は，観察される自己構成的な相互作用と，観察されにくい自己破壊的な相互作用がある，と述べました．それは本当だと思いますか？ もし本当だと思うならば，自己破壊的な相互作用の例を考えてみてください．

I-5
生体の機能は「見えている」

　工学者は機能という言葉に「目的」を想定します．目的があってこそ，そのための機能が定義されるわけです．生体機能にも明らかに目的性があるように見えます．しかし，生体機能の目的性はいったいどこで生じたのでしょうか？　前述のオートポイエーシスでは，複雑多重で継続的な相互作用のネットワークを想定しますが，それぞれの相互作用はもちろんのこと目的性を有しているわけではありません．

　個々の相互作用は多様かつ継続的かつ無目的ですが，私たちの見ることができる現象はその中で自己構成的（または反応の遅い自己破壊的）なほんの一部の相互作用に限られるわけです．われわれの把握している世界が認識（または観測）を経た情報で構成されていることを考えると，本来無目的である複雑多重の相互作用の中から，われわれは合目的的な相互作用のみを見ている，と考えることができます．つまり，環境の中で淘汰された相互作用だけを見ることによって「生体機能」が生じている（または見えている），と考えることができます．すると私たちが生体機能に感じる目的性は，この生存の（または認識の）淘汰によって選択された結果生じた性質であるのかもしれません．つまり「生体機能」は観察された相互作用や物質のみならず，その背後に無数に存在する目に見えていない相互作用に支えられて生じていることになります．映画において，一つ一つ別の画面がつながって動画となっているように，生体においても，別々の相互作用が環境の変化にしたがって次々と現れて全体の適応機能を構成していることになります．生体機能が動的に存在している，とはこういうことです．私たちが目に見える作用だけを連続的に見てそこに機能を発見しているのだとしますと，その動的に存在している機能をある特定の物質や相互作用のみに託して考えるのはとても危険なことだろうと思います．

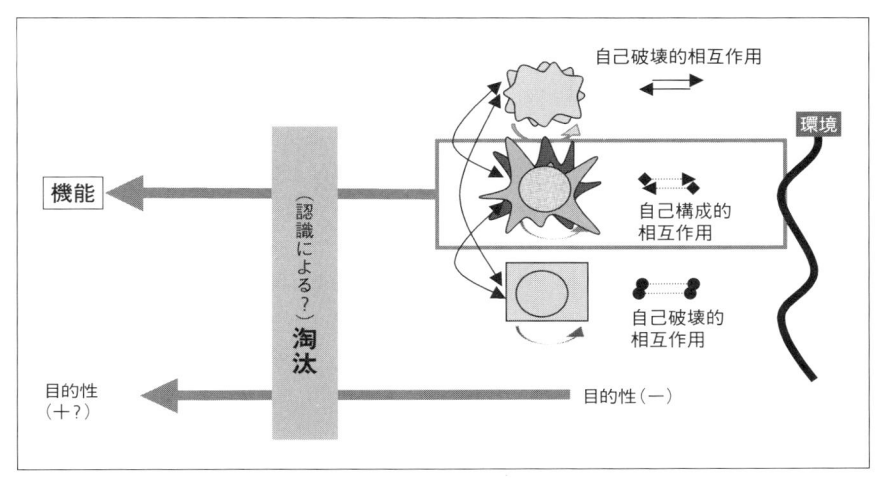

図7 「生体の機能」とは何か：多様かつ継続的かつ無目的な相互作用が「生存」のフィルターを通して（淘汰されることによって）「機能」となる．生体の機能は映画のように次々に交代する自己構成的相互作用によって構成されていることになる．一つ一つのコマ（相互作用）に目的性はなくとも，目に見えるコマのみを追っていくことによって映画のように機能が見えてくる．

　いかがでしょうか？　この項で説明した「機能」の捉え方は現象そのものを問い直していますので，理解しづらかったのではないかと想像します．おそらく禅問答のようにどこか狐につままれたように感じられるのではないでしょうか．**図24**で詳しく説明しますが，ここでは生体機能のうち，「自律機能」に関して述べています．生体の自律適応機能には目に見えない現象が関わっており，そうして，もし，すべての現象が見えたならば，私たちはそこに「機能」を見ることができなくなります．このことの理解は，生まれてからずっと機能の中で育ってきた私たちにとっては，とても難しいことです．考えてみてください，もし，客観的にすべての現象を見たならば，それは「機能」ではなく「作用」です．絵を見るときに目を細めてぼやかすことによってよく見えてくるものがあるように，生体の自律機能も私たちの不完全な認識によって見えている概念です．

　このように主観的な認識の問題にまで言及するのは，科学者にとってはとても危険なことです．しかし，医療現場では生命体（特に人間）というまだ謎を含ん

だ複雑な対象を扱い，そうして治癒させようとしています．そこではヒトや生命体の機能から感じることのできる目的性や，それらに対する畏敬の念や感動がとても大切な役割を演じます．詩人ではない科学者，工学者が「生体機能」という固定観念を離れて生命体を見るために，私たちがなにげなく使っている「機能」という概念の本質を見つめ直してみなければなりません．第I章と第II章では，生体の自律機能が私たちの不完全な認識の上に成り立っている概念であることを説明して，生体の自律機能を利用する具体的な医療に関して述べたいと思います．我々は現象をしっかりと見つめることによって生体の「作用」を明らかにしつつあります．しかしそれらの作用は，多様性を基盤とした生体の自律機能が育つ環境の中でこそ活きてくるのです．ここでは，まず「作用」と「機能」との根本的な違いを明らかにしたいと思います．さらに第III章では，人と機能との関係に関しても言及したいと思います．「機能」という概念には私たちの生活が深く関わっていることを，ここでは話していきたいと思います．こういった「機能」の探求は，ヒトや生命体に対する畏敬の念を大切にして，医療や社会の中に「安心」を創り出す方法論を確立するために，どうしても必要なのだ，と私は考えています．

I-6
生体機能は設計対象となり難い

I-2項では設計概念と職人芸を比較しました．そこでは設計はまず設計される機能が文字や数字で空間として記述されなくてはならないと述べました．それでは，前述のように目に見えない現象も含んでいる生体の機能は空間の中に記述することが可能なのでしょうか？　以下の表には設計対象として見た生体の特殊性をまとめました．

まず，生体は動的に存在しています．これは，半年前の自分自身を想像してみればおおよその実感を得ることができるのではないでしょうか．半年前の自分は外見上は現在とほぼ同じような形態と機能とを有していたでしょうが，骨や歯などの代謝の遅い組織を例外とすれば，自分を構成しているほぼすべての物質は入れ替わっています．骨もおおよそ3年以内にはすべて入れ替わっています．この

設計対象として見た生体の特殊性

- 生体は動的に存在している（常に自己を改変させながら機能と形態とを維持している）ため，要求仕様（機能）を定めることができない

（このことを，前項の概念を用いて表現すると…）

- 無数の相互作用の中から，存在し続けた自己構成的な相互作用のみを見ることによって「機能」が観察されている．
- この「機能」が成立する背後には多様かつ継続的（かつ無目的）な相互作用の存在がある．
- 動的に存在している生体機能を設計対象とするためには，目に見えている自己構成的な相互作用のみならず，現象として現れにくい自己破壊的な相互作用をも考慮しなければならない．

ように生体は常に自己を改変しながら形態と機能とを維持しています．この自己改変のスピードは物質の種類にもよりますが，体積の大きさの影響もとても大きくなります．同じ物質で同じ形を考えますと，サイズが二分の一になることでおおよそその改変速度は四分の一から八分の一程度となります．すると，たとえば一つ一つの細胞の大きさ，さらにはその構成要素の大きさでは物質の入れ替わりの速度は想像を絶した早さになっているはずです．そこにあるのは，もはや家や机という「もの」とは全く違う，動的に存在している形態になります．ですから，もし，生体に要求仕様（機能）を定めることができるとしても，その機能は環境に応じて（合目的的に）変化する機能でなくてはなりません．

　これを，前項のような生体の機能の理解を用いて説明すると以下のようになります．生体はあたかも周囲に適応する「機能」を持っているかのように見えます．しかし，それは私たちが次々に入れ替わっている自己構成的な相互作用を動画として見ているからです．もともとの個々の相互作用自体には目的や意義はなくとも，環境に従って自己構成的から自己破壊的に，または自己破壊的から自己構成的に変化する相互作用の中から，自己構成的となった相互作用だけを「生存」のフィルターを通して見ることによって，つまり淘汰された結果，機能としての目的や意義が生じたと考えることができます．このように，生体の持つ機能は生体が動的に生存しているバランスの上に生じたものですので，観察されている相互作用のみで生体の機能を説明してしまうと，その生体機能を裏で支えていた多くの（目に見えない）相互作用を無視してしまうことになります．人工的に設計された機能は一時的には生体機能を補っているように見えても，いずれ生体の生存のバランスを崩す原因となってしまう可能性があります．

　第Ⅱ章に述べますように，生体に日々接している医療従事者は人工的な補助に対する生体の拒絶反応をよく目にします．たとえば，生体の中で失われた機能の補助をする生体材料を用いますと，その補助機能はやがて失われてしまったり，かえって生体機能の低下をきたしたりすることがあります．人工的に設計された機能に対する生体の強い拒絶は，時として「生命の意志」のように感じられてし

まいます．これは，私たちが目に見えている現象のみを扱っていて，目に見えない，しかし環境が変化するときには適応の重要な役割を担うであろう数多くの相互作用を無視して設計を行っていることに起因していると考えることができます．

質問 I-11 ❖ 著者は，生体機能は従来のままの機能設計の対象とはなり難い，と書きました．この考えに賛成ですか？

  1 賛成

  2 反対

賛成の方も反対の方も，赤血球の機能の仕様書を作って設計してみてください．そうして「人工血液」に関して調べてみてください．意見の変更はありますか？

I-7
複雑多重な生体システムの交通整理

　生体を物質としてとらえてその要素を探ろうとすると，その物質間の関連はとても複雑になります．**図8**を見てください．これは大腸菌の代謝の一部を図にしたものです（Roche Applied Science 社 Website より[10]）．この図ではわかりにくいので一部を拡大してみます．ここに記されているひとつひとつの化学物質や反応経路は信頼性の高い科学的な方法で確かめられてきた内容です．個々の要素（たとえば物質A，B，C…）に分けて，それらの相互関係を一つ一つ調べていくことによってこのような図を描くことができます．そうしてそれぞれがみな生体にとってとても重要な役割を担っています．

　病気ではこういった数多くの平衡バランスのどこかが不釣り合いとなってしまっているのだ，と考えて，その平衡バランスを「正常な」方向にシフトさせるように薬剤や様々な治療法が設計されます．何が正常で何が異常か，といった議論もしなければならないのですが，それは後に回すとしまして，ここでは，この調べれば調べるほど複雑多重な姿を現してくる生体システムをどのように整理して把握するかに関して考えてみたいと思います．

　ここで大切なことは，複雑で多重な物質の系では，キーファクターとなる物質や関連遺伝子の生体全体への影響は分析的に（つまり，要素に分けてそれらの関係を探りながら）調べることができても，逆に全体の状態から個々の物質の影響を類推することはとても難しいということです．そんなことはない，各要素を入念に調べればわかるはずだ，と思われるでしょうか？　たとえば，血圧を低下させるAという物質を開発するとします．Aは血圧が高すぎたときに警告を発するセンサーの閾値を下げる物質だとします．つまり，血圧を下げようとするシグナルが出やすくなるので血圧が下がるわけです．このような作用機序（効果の生じる道筋）をさらに確かめるためには，実際にその物質や関連遺伝子を欠落させた

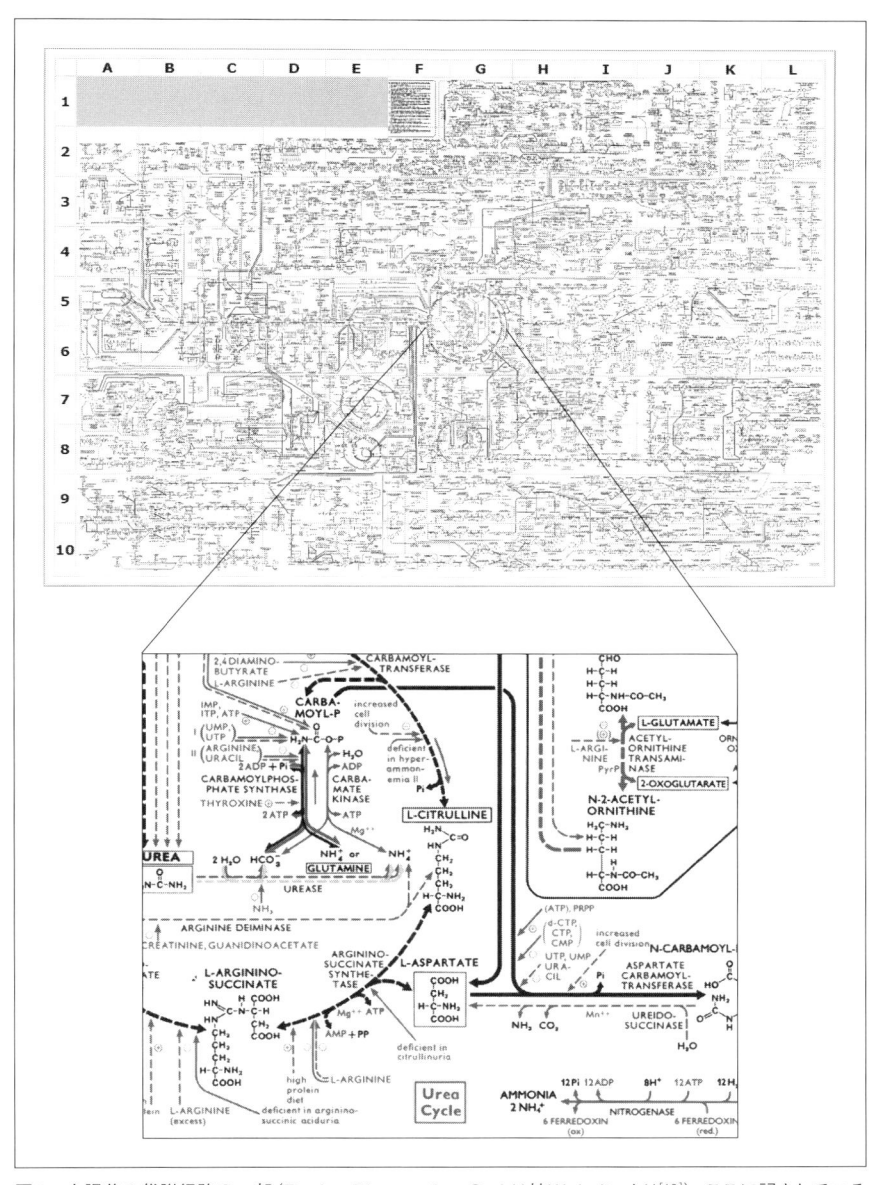

図8 大腸菌の代謝経路の一部（Roche Diagnostics GmbH社Websiteより[10]）．ここに記されている一つひとつの化学物質や反応経路は生体にとって重要な役割をになっている．

I：機能設計から生体環境設計へ

り，逆に大量にAを与えることによって生体に対する効能効果を分析的に調べます．また，多くの人（や動物）の血圧がこのAを与えることによって下がることを確かめます．さらに，薬剤の投与方法やその投与方法に従った製剤の方法が検討されます．このように薬剤の作用機序を調べ，薬剤の設計を行ってその効能効果を事実として積み上げていく方法に何ら間違ったところはありません．けれども，このようにしっかりとした設計手法に従って開発された薬剤でも時に重大な副作用を引き起こすことがあります．薬剤としての使用を中止せざるを得ないような場合もあります．どうしてこのようなことが起こるのでしょうか？

　実際には血圧の変化一つをとってみても，数多くの調節機構があります．その多くの調節機構全体のバランスによって血圧が上昇しているにもかかわらず，私たちはそのうちのある一つの作用機序を変化させることによって血圧を「正常」に戻そうとしているわけです．血圧が上昇した原因によってはその薬がまったく効かないこともあるでしょう，またその薬が多重に存在する他の作用を動かしてまったく思いもよらないところに副作用が生じるかもしれません．生体は多重に交差した非常に複雑な物質の反応経路を持っているだけではなく，より複雑な心理的，社会的，物理的環境の中で生活しています．本来はこの生体内外のシステムのすべてが明らかにされない限り，ある物質の効果や副作用に関して予測することはできないはずです．もちろん生体内外のすべてのシステムが明らかになるまで医療行為を行わないなどということはあり得ませんから，実際は医師などの医療スタッフの経験を頼りに治療を行っていくわけです．

　図8を見るだけでも，医学が実に膨大な（しかも一つ一つがとても重要な）知識によって構成されていることを感じていただけると思います．しかも，これらの知識は知れば知るほど多重に関連し合っていて，どこまで行ってもなかなか完全な知識には行き着かないのです．要素還元的な科学手法は私たちに数多くのキーとなる物質を教えてくれました．何度も述べますようにその要素還元的な手法は決して間違っていませんし，要素還元主義によって事実を明らかにしていくことこそが科学者の役割であると思います．しかし，一方で21世紀に生きる私た

ちは，この明らかにされつつある膨大な生体システムの知識に翻弄されかかっていることも確かなのです．複雑多重かつ膨大な知識の交通整理が，誰もが安心して暮らすことができる社会を築くためにわれわれ科学者がなさなければならないもう一つの役割であるのだと思います．

質問 I-12 ❖ 生体内における物質変換のしくみは，調べれば調べるほど複雑な姿を現してきます．あなたはこの複雑さは当然だと思いますか？　それとも，もっと単純な原理があるはずだと考えますか？

I-8
生体分野における逆問題の解法

　数学や物理学では逆問題を解くことの難しさがよく問題となります．ある場所で鳴ってる太鼓の音がどのようにして周囲に伝播するかはおおよそ予測できます．けれども，太鼓の音を聞いてその音が何処から聞こえてくるのかを予測する逆問題を解くのはそう簡単ではありません．ちなみに，ヒトや動物は複雑な環境の中で音がしてもすぐにその位置を感じることができます．視力を失った方たちの中には，音を反射した壁の材質や位置まで感じ取ることができる人もいます．複雑環境下で観察された結果から原因を割り出す逆問題に関して，現代の科学はまだまだ生きものの域にまで達していません．

　前項で述べたように，ある物質の作用機序がある程度は明らかになったとしても，症状の多様な動きの中からそのすべての作用，副作用を知ることは並大抵のことではありません．作用機序が明らかになった，といっても，体の中で無数に，しかも多重に動いている平衡バランスのほんのいくつかに対する効果がわかっているだけであって，すべての状況下で調べられているわけではありません．現代の治療現場では経験の蓄積が，この逆問題を解く重要な要素になっています．

　経験からの学習で未知の因果関係を探るのにも様々な方法があります．たとえば，ニューラルネットワークは，具体的に因果関係の原理がすべてわかっていなくとも多数の単純なモジュール（こうなったらこう反応するといった道筋）を用いて入力と出力をつなぎ，学習によって何度もそのモジュール間の結合を変化させることによって次第に確実な予想を立てられるようにしたシステムです．この方法はコンピュータを用いて制御などを行う工学を中心として広く応用されています．

　わからない要素をわからないままにして生命や社会システムと向き合おうとする試みも提案され注目されています．逆システム学[11]では，ニューラルネット

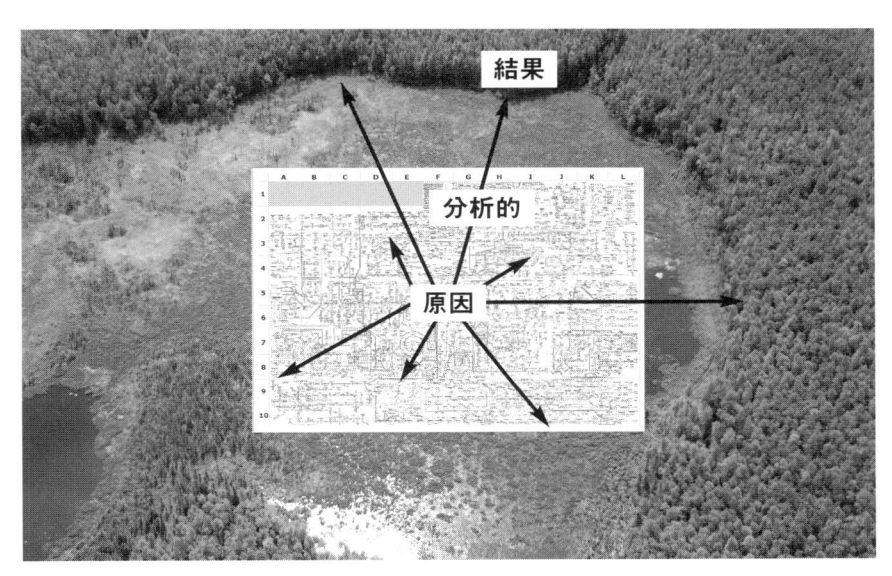

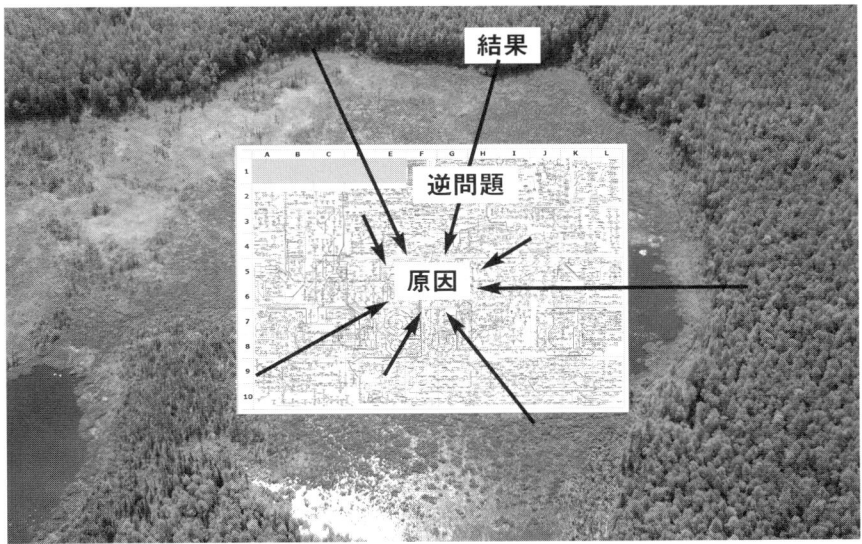

図9 ある物質（たとえば薬剤）によって，生体にどのような影響が生じるかはある程度予想することができても，複雑な環境下に生活している生き物の状態から，個々の物質の働きを予想する逆問題を解くのはとても難しい．

（一部Roche Diagnostics GmbH 社Websiteより[10]より）

ワークと同じように未知の多重フィードバックシステムを想定します．フィードバックシステムとは，ある反応が過剰や過小になりすぎないように結果の変化から，その基になる部分を調節するシステムですが，生体には数多くのフィードバックシステムがあって恒常性が保たれていると考えられています．コンピュータの発達した現代では多数のデータからこれらのフィードバックシステムを予想することも少しずつ可能になってきました．それぞれの道筋を予想することで実用に供することのできる方法論を提唱しようとしています．

一方，ニューラルネットワークや逆システム学のように複雑な多重システムをブラックボックスとはせずに，演繹的，つまり始めから終わりまで論理的な道筋を途切れさせることなく現象を予測しようとする方法もあります．複雑系科学では，単純な法則から複雑な多様性を出現させる数学的な手法を用いて，生体の持つ自律機能をモデル化しようとしています[12]．また，多くの平衡式の連立から多重生体システムをモデル化しようとする試み[13]もあります．これら二つの手法は，前の二つと違って生命の不可知をなるべく排除して多重生体システムすべてを含む論理システムを築こうとしています．ニューラルネットワークや逆システム学は遺伝子解析から制御，社会科学など様々な分野の逆問題解法の基礎とし

生体の複雑性へのアプローチ

● **ニューラルネットワーク**——多数の単純なモジュールを用いて入力と出力をつなぎ，学習によってそのモジュール間の結合を変化させる情報処理

● **逆システム学**——生体の不可知を認めた上で多数のデータから多重フィードバックシステムを帰納的に構築する手法．ex.[11]

● **複雑系科学**——単純な規則を想定して，そこから出現する多様性と自律性に生命との類似性を求める数学的方法．ex.[12]

● **生理機能要素モデル**——イオン平衡などの要素平衡式や特性方程式を連立させ，生命活動をシミュレートする数学的方法．ex.[13]

て，また複雑系科学は生命の根本を知る一つのアプローチとして今後の展開が期待されています．また，生理機能の要素モデルは薬剤の効果予測などの分野で注目され，徐々に私たちの生活の中にも生かされようとしています．

　前述したオートポイエーシスは，上記の表では複雑系科学に近いアプローチとなるのではないかと私は想像しています．両者ともタンパク質や遺伝子などの物質自体よりも，自己構成的な動的システムが，環境の変化によってどのように錯乱されて別の安定平衡状態に移行するか，という（情報の）相互作用こそが本質であると捉えています．また，両者は単純な同一性（しくみ）への帰着を想定している点でも非常に似かよっています．金子[11]らは，たとえば均質な細胞から多様な細胞が出現してくる発生過程を物理学における対称性の破れ，生体の形態や機能を複雑系におけるアトラクターとして捉えて，実に魅力的な論とシミュレーションを提示しています[11]．これらは生命の謎を探る上で一つの論理的な道筋を与えるアプローチだと思います．

質問 I-13 ❖ 生体の複雑性へのアプローチは，まだまだたくさんあります．上に挙げた，ニューラルネットワーク，逆システム学，複雑系科学，生理機能要素モデルのどれか一つ，またはそれ以外のアプローチに関して調べたことを書いてみてください．

I-9
正常と異常（その1）

　少々道草をしてしまいましたが，生命の本質を探る手法はこの本の主題ではありません．この本で大切にしたいのは，前項でお話ししたこれらのアプローチがみなマルチスケールの相互作用ネットワークを想定している点です．つまり，様々な大きさや強さの反応が多重に絡み合って存在している複雑な中であっても，何らかの安定した状態がある，という共通概念です．このマルチスケールの相互作用ネットワークという考え方が臨床現場においても重要であるのは，この考え方によって従来の「正常」，「異常」という概念への理解が変わるであろうと考えるからです．たとえば，医学では生体に「正常機能」を設定して，その正常機能に近づける行為が重要視されてきました．たしかに，急性疾患や損傷などでは定常状態が錯乱している状態ですので，その定常状態への復帰を早めるためにはこのような方法が有効かつ敏速に行われるべきであろうと思います．たとえば，大量出血があったならば出血によって狂ってしまった血液の成分構成を正常の値に少しでも早く近づけなくてはなりません．輸液や輸血，様々な投薬等を用いて血液検査のデータを「正常」に近づけようとします．

　しかし，慢性疾患や障害ではどうでしょうか？　たしかに，慢性疾患や障害を負った人たちの生体の形態や機能は他の多くの人と異なっているのかもしれません．しかし，ここに現れた形態や機能は，生体が長時間かけて獲得した一つの安定的な状態であるはずです．生体がマルチスケールの相互作用ネットワークであるとすると，つまり，様々な大きさや強さの反応が毛糸玉のように絡み合って，ある安定状態を作っている存在であるとすると，ある要素（たとえば血液データなど）だけを正常に近づけたとしても，一時的な見かけ上の正常が得られるだけで，かえってそのネットワーク全体には錯乱を引き起こしているかもしれません．そのような場合には，症状が再発するばかりではなく，多重に存在する他の相互

作用が変化して，思わぬところに副作用が生じる可能性もあると思います．

　ここまで述べてきたように，生体は自己構成的な相互作用ネットワークの中に動的に存在しています．環境と生体内外の多重の相互作用にはいくつかの安定的な存在形態・機能があって，その安定状態に私たちは漠然と「正常」という名を付けていることになります．また，その生体の相互作用にはタンパク質やその反応経路のみではなく，生体の周りの物理環境や様々な臨床症状，社会における心理的な要素を含めたマルチスケールの情報が含まれています．このマルチスケールの情報を含む複雑な状況すべてが制御されない限り，実際の医療現場における安全性は保証されません．そのような複雑で動的な状況下では，ある特定の要素を「正常」に似せた方向に動かそうとする行為よりも，周囲の生体環境に手を加えてそこに自然に現れてくる生体の機能を育てていく方が有効なのではないでしょうか．そのように考えるのが，本書の提案する「生体環境設計」です．

　様々な生体反応のキーとなるタンパク質や薬剤を使うことによって，また最近では遺伝子治療によって生体の重要な要素データを正常値に近づける事がより効率的に行われるようになってきました．その効率化によって，よりシャープな治療効果が期待されています．けれども，おそらく治療による副作用もよりシャープに現れてしまう可能性があると思います．単に正常に近づけようとする治療ではなく，生体全体を包む環境を柔らかに変化させて，その中で自然に安定的に形づくられる生体機能を育てようとする考察と実践が，医療における多くの問題の解決のためには必要なのだと思います．

質問 I-14 ❖ あなたは正常ですか？　この質問で少し腹の立った人は，なぜ腹が立ったのかを考えてみてください．

質問 I-15 ❖ 正常な生体機能とはどんな機能でしょうか？ あなたの考えを書いてみてください．

II 生体内環境設計とその応用

II-1
生体材料における様々な機能設計

　生体材料とは，生体に接して用いられる材料を指します．材料の機能を設計する材料設計は，材料工学者の得意とするところですので，生体材料学においても生体の機能を人工材料で補うために様々な生体材料設計が行われてきました．血液のガス運搬機能，血管の抗血栓性，心臓のポンプ機能，腎臓の血液浄化作用，肝臓のタンパク合成や解毒作用，関節の可動性，骨の支持性，肺の酸素交換機能，膵臓の血糖調節機能，消化管の消化吸収機能……等々，ヒトを構成する様々な臓器の機能を人工物で置き換えるために，まずそれらの生体機能が科学的に分析され，それを代行する様々な機能設計が試みられてきました．その努力によって生体の機構が解明され，また，いくつかの材料は一時的に生体の機能の代行に成功しています[14-17]．

　しかし，材料設計という立場から生体材料開発の歴史を振り返ってみますと，その道は必ずしも平坦ではありませんでした．たとえば，人工血管では，血管の持つ様々な機能とその原理を探り出します．そうして，その得られた原理から生体血管の代役をする人工血管を設計しようと工学者は考えます．人工血管や人工心臓ではその中で血液が固まってつまってしまっては困るので，血が固まる機序（血液凝固系）や血栓ができる機序（血栓形成）が長い間生体材料設計の対象として研究されてきました．その機序を阻害する様々な物質（たとえば，ヘパリン）を人工血管の内壁にコーティングしたり，血栓形成に最初に働く血小板が，血管の内壁につきにくくする加工をしたりします．また，血を固まりにくくする薬剤を患者さんに投与したりもします．けれども，血栓ができたり血が固まったりする現象は，生体の持つ大切な防御反応の一つですから，それをむやみに抑制してしまうと別の副作用が生じることもあります．また，血管の表面だけを加工しても，長い間にはその効果が薄れてしまうこともあります．

このように，工学者は血管や血液の機能を調べ，その知見から人工血管を設計しようとしました．けれども，その技術が完成する以前に，すでに臨床ではワイシャツの生地から作った人工血管が，人間の大動脈に用いられて成功を収めていました[16]．その人工血管は，中で血がつまらないようにする抗血栓性の機能を持っていませんでした．しかし，編み込まれた繊維を足場として，血管の内側を被う内皮細胞が人工血管の内面を覆うように再生し，抗血栓の機能をそれに与えました．これは現在盛んに研究されている組織再生の考え方を先取りした方法でもあります．この人工血管の成功を皮切りに，その後様々な人工血管が製品として作られるようになりました．血の流れが遅くてつまりやすい細い血管を，人工血管に換えるのは未だに難しいのですが，大きな口径の動脈の病変に対しては積極的に人工血管が用いられています．

ここで紹介した人工血管は，多孔質構造を有しているので，そこに内皮細胞が再生してきます．透過性の大きな人工血管ほど内皮細胞の再生が早く起こりますが，あまり透過性が高いと手術後の出血が多くなります．どういった編み方が血管内皮をよく再生させ，最適の力学的性質を与えるかに関して，工学者が材料設計的アプローチで挑みましたが，この出血と内皮組織再生のジレンマを解決する方法はなかなか見つかりませんでした．エンジニアがそのジレンマ解決に躍起になっているのを後目に，臨床では人工血管を患者の自己血液に漬けてオートクレーブ（熱による消毒の一種）にかける，といった単純な方法が高い有効性を示していました．人工血管の編み目の間で固まった自分の血液は，手術直後に人工血管からしみ出てくる出血を抑え，やがて，血管内皮細胞が再生してくる頃には生体に吸収されて，その内皮化を妨げることがありませんでした．

この例のように，科学的な最適化設計よりも，医師の経験から発想され工作された技術の方が，臨床で高い信頼性と有効性を発揮することもまれではありません．特に当時は，人工材料が生体内でどのような効果を持つかに関してのデータはほとんどなく．生体に日々接して，人工材料と生体との関わり合いについて多くの経験を有している外科医の「工作」の方が，工学者の「設計」よりも信頼性

が高かったようです．現在では，人工材料の生体に対する影響もずいぶんと明らかになってきました．けれども，**図9**で説明したように，現代の科学で把握されている生体メカニズムの多くは非常に単純な状況下で調べられた知識です．生体材料に関する多くの基礎研究結果が蓄積されている現在でも，なお外科医の経験が，安全や安心に対して大きな意味を持っていることに変わりはありません．

生体材料開発の歴史において，材料設計的なアプローチがなかなか臨床に通用しなかったもう一つの例として，人工関節用の摺動部材開発の例[18-20]もお話ししておきましょう．関節の機能は，支持性，可動性，そして無痛性です．この中で，無痛性は工学的には機能の仲間に入りにくいのですが，臨床からみると，これが人工関節置換術に求められる最も重要な要件です．なぜなら関節疾患の症状のほとんどが「痛み」だからです．たいていの場合，関節が動くことによって痛みが生じますので，可動性を犠牲にして無痛性を得る関節固定術もよく行われます．関節の摺動部分にある軟骨を取り除いてスクリューなどで固定すると，接した骨同士が結合して関節が動かなくなります．関節の動きはなくなりますが，痛みの原因もなくなりますので，痛みを防ぐことができます．足関節のようにあまり可動域が大きくなく，周囲の関節などの動きである程度の可動性をカバーできる場合には，痛みをとる有効な治療法としてこの方法が盛んに行われています．人工関節は関節の可動性を犠牲にせずに，関節の痛みを取ることができる画期的な治療となったわけです．

現在用いられている人工関節の原型を考え出したのは，エンジニアで整形外科医であったシャンレイ（Chranley）博士[21]です．シャンレイは体の中での安全性と低い摩擦抵抗とを考えて，関節の摺動面にテフロン（PTFE）樹脂とステンレス鋼の組み合わせを用いようと考えました．テフロンは，当時さまざまな機械の摺動部分に使われており，また，生体内でも劣化しにくい材料です．

シャンレイは，テフロンとステンレス鋼の組み合わせで摩耗試験をして機能を確認した後に，人工股関節を作り，それを患者さんに試してみました．最初はとてもうまくいっていたのですが，そのうちに体内ではテフロン樹脂がとても早く

摩耗してしまうことがわかりました．そのため多くの患者さんはふたたび手術をし直さなければならないことになったのです．シャンレイはその後，テフロン樹脂よりも高密度ポリエチレン（High density polyethyrene, HDP）が高い耐久性を持っていることを発見し，今度は大成功を収めました．高密度ポリエチレンと金属との摩擦抵抗は，生体の関節の摩擦抵抗に比べると高いのですが，関節液の存在下では当時の人工関節の要求を満たすのには十分な耐久性を持っていました．テフロン対ステンレス鋼の場合には，テフロンが相手面のステンレス上に移行してテフロン対テフロンの摩擦状態になるために良好な摩擦状態となるのですが，関節液の存在下では接着した膜がはがれ落ちてしまうのが失敗の原因でした．

その後，さらに分子量を高めた超高分子量ポリエチレン（UHMWPE）が登場し，現在も使われています．現在の人工関節の寿命を決定するもっと大きな要因は，ルーズニングといわれる骨との固定部分の緩みです．人工関節の摺動部分から生じる微量のポリエチレンの摩耗粉がこのルーズニングに大きな影響を与えていることがわかり，さらに，その摩耗粉のサイズによって細胞の反応も異なることもわかってきました[22-23]．そのため，以前に試されて一度は失敗した金属対金属の摺動部材や，セラミックス対セラミックスの摺動部材が，加工技術の発展に伴って再び用いられはじめています．超高分子量ポリエチレンもカーボン繊維を混合した複合材料や，加圧加熱して結晶化度を上げた材料が試されました．これらの材料は期待ほどには効果を上げることができませんでしたが，最近では放射線によって分子鎖に架橋を加えたり[24]，ビタミンEを混合して耐久性を上昇させた材料[25-28]が試されて，徐々にその成果が発表されています．

人工関節が臨床に広く使われだしてから，すでに40年以上が経過しています．人工関節の効果が広く認められている現代においてもなお，人工関節用摺動部材に求められる仕様が明らかになっているわけではありません．だから人工関節が危ない，というわけではありません．生体との関わり合いにおいて機能を発揮する生体材料では，工学的な機能設計のみではどうしても様々な問題を生じてしま

います．常に自己を改変させながら存在している生体組織に接して使用される生体材料では，生体の動的な機能と設計された機能とが適合しない場合が生じてきます．材料設計的なアプローチと共に医師やエンジニアの長い経験や知識もとても重要なのです．

質問II-1 ❖ サイボーグ（アンドロイド）とロボットとの違いを挙げてください．

II-2
機能設計から生体内環境設計へ（骨折固定材料の例）

前述のように，工学的な機能設計においては，その目的となる仕様を定める作業が重要になります．けれども，生体の機能は環境との相互作用の中で動的に存在していますので，本来これを固定した仕様として捉えることができません．**図10a**を見てください．これはオートバイ事故で脚の骨を折ってしまった青年のレントゲン写真です．骨にはカルシウムの代謝を司ったり，血液を作ったりする様々な機能がありますが，「体重を支える」ことも一つの大きな機能です．この「体重を支える」機能を人工材料で代行させるために，骨折用の固定材料が設計されます．設計に必要な仕様は，たとえば，創部に収まるだけの小体積で体重を支えることができる高い固定強度，生体環境内での耐食性，手術操作のしやすさ，など数多く挙げることができます．

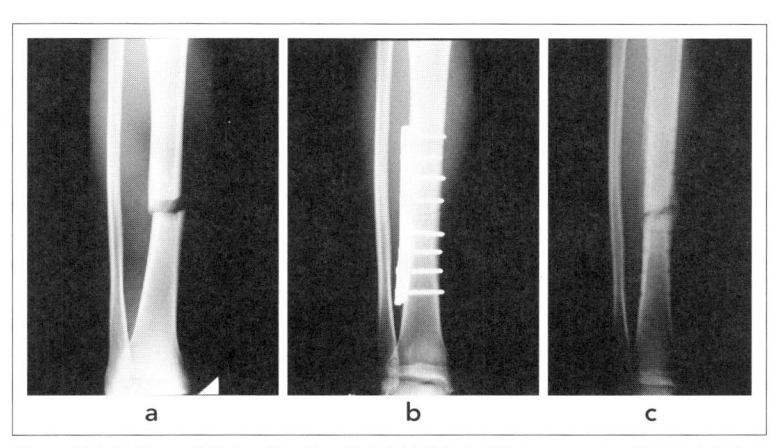

図10　頸骨骨折のX線写真．骨の持つ荷重支持機能を代行させるために強固な内固定材料を設計する．すると，固定された骨には生理的な力が加わらなくなり，やがて骨の吸収が生じる．この例では，固定材料の抜去後に再び骨折が生じている（c）．

図10bは荷重支持機能を代行させるために設計された内固定プレートを用いて，骨折を固定したレントゲン写真です．骨折の治療法には様々な方法がありますが，この例ではプレートとスクリューとよばれる道具で，骨がしっかりと固定されています．このように骨折をしっかりと強固に固定する方法は，医師と工学者で組織されたスイスのAOグループという医工学の研究開発グループによって提唱されました．切れた皮膚を針と糸でしっかりと縫っておくと，傷跡が目立たないできれいに治ることをヒントに，骨折の場合もなるべく強固にしっかりと固定する方法を提唱しました．骨折を強固に固定すると，患者はすぐに日常生活に復帰することもできますので全身の健康を考えてもとても有効な方法です．

　この例の場合も骨よりも高い剛性を持ったプレートでしっかりと固定されていますので，この青年は術後の比較的早い時期に退院して歩き出しました．1年ほど経過して，骨折も治癒したであろうと判断した医師は，この骨折固定プレートを取り出す手術をしました．しかし，その抜去術の直後に，再び同じ場所で骨折が起きてしまったのです（**図10c**）．このような再骨折が頻繁に起こるわけではありませんが，この例では，しっかりと骨が固定されていたために，骨に生理的な荷重が加わらなくなり，骨がいわゆる廃用性の萎縮を起こしてしまったのだと想像できます．想像と書いたのは，プレートによって血流がある程度遮断されるので，その影響もあると考えられるからです．けれども，報告されている様々な実験結果や臨床例から想像しますと，廃用性の萎縮による再骨折である可能性が高いと思われます[29]．廃用性の萎縮は，長い間無重力状態の中で生活している宇宙飛行士にも起きます．骨に長い間力が加わっていないことによって，骨が痩せてしまうのです．この骨折の例では，生体の中に支持性という機能を設計することによって，かえって生体の持つ支持性が破壊されてしまったわけです．

　ここで，骨折プレートの設計者は，はたと困るわけです．骨の機能の一つである「支持性」という機能を設計するのであれば，強いプレートを使ってなるべく強固に骨を固定しなければなりません．しかし，プレートの高い剛性が，骨自体を弱くしてしまうのですから，プレート自体は柔らかくして生きている骨にも力

が加わるようにしなければならないわけです．一般に材料が柔らかくなると，その強度も下がるので，患者さんは早く退院して自由に歩き回ることはできません．

図11aを見てください．これは著者が医学部の学生時代に整形外科の先生（忽那龍雄先生）と共同で開発した骨折固定用プレートです[30-35]．強固なプレートと骨との間に柔らかなシリコンゴムを1枚はさむ方法で，Cushioned Plateとよんでいました．この方法ならば，プレートの強度を落とさずに骨にもある程度の荷重を伝えることができると考えました．**図11b, c**はCushioned Plateを使った場合と使わないで治療した場合の骨の断面を比較した写真です．従来の方法で治療した場合には，骨の断面に多くの空孔が見られるのに対して，Cushioned Plate固定ではほぼ正常な骨となっています．

プレートと骨との間に挟むクッションは，どんなものでもよいわけではありません．たとえば，あまり薄いクッションを挟むと，不定形状の骨とプレートとの

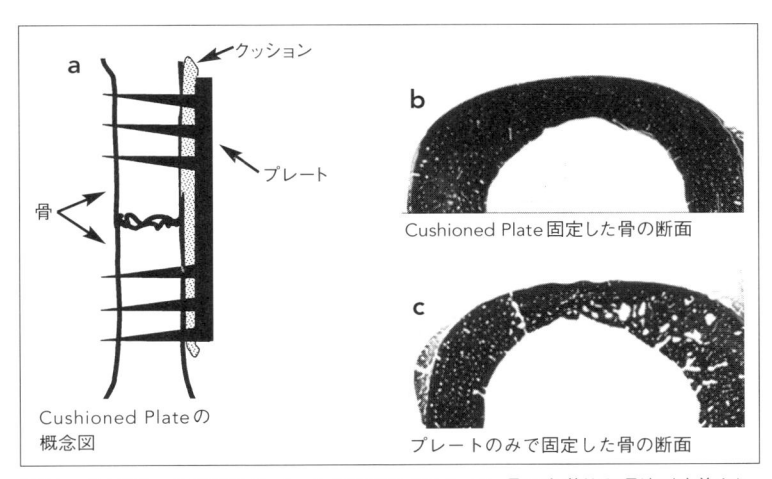

図11　骨とプレートの間にクッションを挟むことによって，骨の力学的な環境が改善され，骨の吸収が抑えられた．

間の隙間をちょうどうまく埋めるので，よけいに剛性の高い固定となってしまいます．厚すぎるクッションでは，ぐらぐらとした固定になってしまいますし，第一，体積をとりすぎて手術であけた傷口を閉じることができません．クッションとして用いる材料の固さや強度，材料の形状をいろいろと変化させて力学試験を行い，骨折はしっかり固定して歩くことができるけれども，骨にはちょうど良い荷重が加わるようなクッションを設計しました．しかしどうでしょうか．この場合，私が設計したのは骨折固定材料の機能だったのでしょうか？　一見固定材料を設計しているようですが，実は骨の周りの力学環境の設計を行っていたのではないでしょうか．

　この例のように，「体重を支える」という骨の持つ機能自体を設計しようとすると，その設計された機能が，やがて生体の機能を破壊してしまいます．そうではなく，骨の周りの環境（この場合は力学環境）を設計することによって，環境に適応して育っていく生体の機能をうまく治療に結びつけることが可能になりました．

II-3
環境設計型生体材料

　生体材料学の分野では，昔から生体機能を模倣して生体材料の機能設計を行おうとしてきました．しかし，前述のように生体の機能にはなかなか従来の機能設計的手法は通用しません．機能設計の方法論をそのまま生命現象の制御に結びつけていくのは難しいのです．それは，生体の機能が環境との相互作用の中で動的に存在しているからです．たとえば，骨は体重を支える機能を持っていますが，その機能は環境から荷重が加わって常に骨に刺激が加わっているという状況の中でこそ現れている機能であるわけです．そのように動的に存在している機能を仕様として固定させて設計対象とするのではなく，生体とその周囲を含めた環境全体を設計対象とする生体環境設計が必要になってきます．

　最近では，自己の細胞や組織を使って身体を再生させる再生技術が実際の医療にも用いられるようになり，再生医療という言葉が脚光を浴びています．再生医療とは，たとえばトカゲのしっぽを切ってもまた再生してくるような生体の能力を生かす治療方法です．トカゲのしっぽが再生するのは，自己の組織（細胞が集まってある機能を果たしている集団）を再生させる能力を持った細胞が，そこに存在するからです．このような細胞を幹細胞とよびますが，幹細胞は私たちの体のいたるところに発見されています．再生医療ではこの細胞を使って自分の組織の一部を再生させる方法がいろいろ提案されているのです．この方法が実現すれば，かつては治癒が難しいと言われていた様々な組織欠損に対しても，新たな治療法が可能になるかもしれません．再生医療で工学者が対象とするのは，失われた機能そのものではなく，細胞や組織のための仮住まい（足場材料）となります．本宅となる生体組織とその機能の設計は，生体自身の再生能力に任せます．そもそも生体は，風が吹けば壁を築き，雨が降れば屋根を上げるというように，環境の変化に対していかにも合目的的に機能を構築しています．そのように自然

に育てられた機能でなければ，生体内にその機能を長期間維持することが難しいこともわかってきています．機能設計によって失われた生体機能を創り出そうとしていた研究者たちも，現在では，生体内環境設計（Bio-environments designing）によって再生組織を制御しようとしているのです．

図12を見てください．設計される環境のうち，化学的環境（chemical environments）とは，たとえば細胞の成長や分化に対して作用を及ぼす物質（細胞成長因子，細胞増殖因子など）を徐々に放出して（drag delivery system），細胞や組織の成長や分化を制御しようとする方法です．農業の比喩を使えば，生命を育てるための化学肥料のようなものかもしれません．生物学的環境（biological environments）とは，たとえば細胞や遺伝子が徐々に供給されるようなシステムを指します（cell delivery systemやgene delivery system）．これは農業で言え

化学的環境設計（成長因子のドラッグデリバリーシステム，など）

生物学的環境設計（細胞や遺伝子を供給するデリバリーシステム，など）

物理的環境設計（足場材料，物理的刺激，など．）

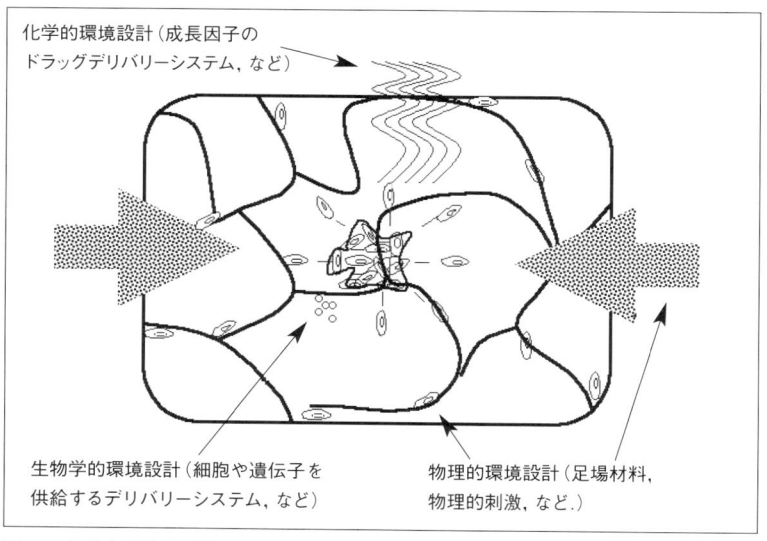

図12　生体内環境設計（Bio-environment Designing）．物理的環境（physical environments），化学的環境（chemical environments），生物学的環境（biological environments）を設計することによって生体内に機能を育てる[8]．

ば育てる種や苗と考えてよいでしょう．物理的な生体内環境（physical environments）とは，たとえば細胞の棲息する空間を保持して組織形成の足場（scaffold）となる材料であったり，また骨や軟骨，靱帯などの力学的な機能を持つ組織を再生させるための物理的な刺激であったりします．これは，土やビニールハウスといったところでしょうか．この力学環境の設計は私の専門分野ですので，後で少し詳しく述べます．これらの化学的，生物学的，物理的な環境を設計することによって，その環境に適応しようとする生命の自律性を利用するのが，生体材料屋の設計手段となってきています．

このように生体環境設計は，実践としてすでに広く応用されているのですが，これが科学的な論議の場になかなか上りにくかったのは，基本的には目的論的な方法論であるからだろうと思います．つまり，環境さえ設定してやれば生体が（生体の目的・意志に従って）最適な構造機能を形成していく，という目的論的な妥協があるために，本来は機械論を基礎としている，科学的または工学的な論議の上では語られることがなかったのだろうと思います．しかし，動的に存在する生体の機能を，環境設計によって育ててやるような治療を考えることによって，単に正常の姿に近づけることを指標にしていた治療原則を，根本的に見直すことができるのではないかと考え，あえてこれを論議の場にもち出したのです．

質問 II-2 ❖ 生体機能は作るのではなく育てるのだ，と著者は主張しています．生体機能が人為的に設計され，作られた例を挙げてこれに反論してください．

II-4
力学環境設計と軟骨再生

　この項では著者自身の専門分野を例にとって話を進めていきます．**図13**はラットの尾椎に骨切りを加え，その端部に様々な運動を与えた結果を示しています．ラットのしっぽの中心には細長い骨があって，その骨と骨との間は軟骨でつながっています．この軟骨と軟骨の間の細長い骨の部分を切断して，切った端部に持続的な運動を与えておくと，そこに関節に似た構造が出現してきます．つまり，力学的な環境を関節のように設定してやると，そこに関節と同じような構造が出現するのです．この実験では，しっぽの骨を使いましたが，脚や腕の壊れてしまった関節でも同じようにして関節の再生が可能なはずです．脚や腕の骨を使う方が，実際の関節治療に近い実験ができるのですが，それは動物に大きな苦痛を与えます．しっぽの骨であれば，動物を拘束せずに実験を進めることができます（この実験でも苦痛の一つの指標である体重をつねに記録しましたが，体重減少をきたした例はありませんでした）．**図13**の一番左の図のように，骨切り部を中心として，ゆっくりとした曲げ運動を与えておくと，切られた骨の端面に関節と同じ軟骨（硝子軟骨）が出現してきます．ではその部分に滑り運動が加わるとどうなるかを調べるために，曲げ運動の中心を少しずらして骨の端面に滑り運動が加わるようにします．すると，その滑った摺動面の部分には，実際の関節と同じような関節軟骨の構造が出現してきます（**図13b**[36]）．関節の摺動面は表面近くではコラーゲンが水平に配列して細胞の形状も細長い形をしていますが，深くなるにつれてコラーゲンの走行も多方向となり軟骨細胞は丸みを帯びてきます．おそらくこういった層状構造があるために，関節は高い荷重に耐えて，とても低い摩擦係数を維持できるのでしょう．現在では，世界各地で様々な方法で関節軟骨の再生実験が行われていますが，この実験で得られるような層状の機能構造を有する関節軟骨組織を人為的に再生させることはできなかったのです．

図13の一番右の図では，骨の端面を曲げずに，垂直に滑り運動だけを与えてみました．すると，この相対滑り運動だけでは，先に見られましたような関節様の機能的構造は形成されませんでした．この原因は現在詳しく調べているところですが，おそらくただ滑るだけではなく，適度な圧力の変動も加わらなければ機能的な関節構造は出現してこないのだと考えています．

　上に述べたような硝子軟骨細胞を，幹細胞[*2]から分化させることは可能ですが，現在の技術では関節としての機能構造を持った組織を誘導させることはできません．ですから，この実験結果は細胞を使って関節の機能を再生させようとしている生物学者から見ると驚くべき結果なのです．けれども一方では，この実験で見られたような機能的な層状構造を有する軟骨組織の新生は，ぐらぐらのまま放置された骨折症例や関節の変形（変形性関節症[*3]など）によって荷重位置がずれ

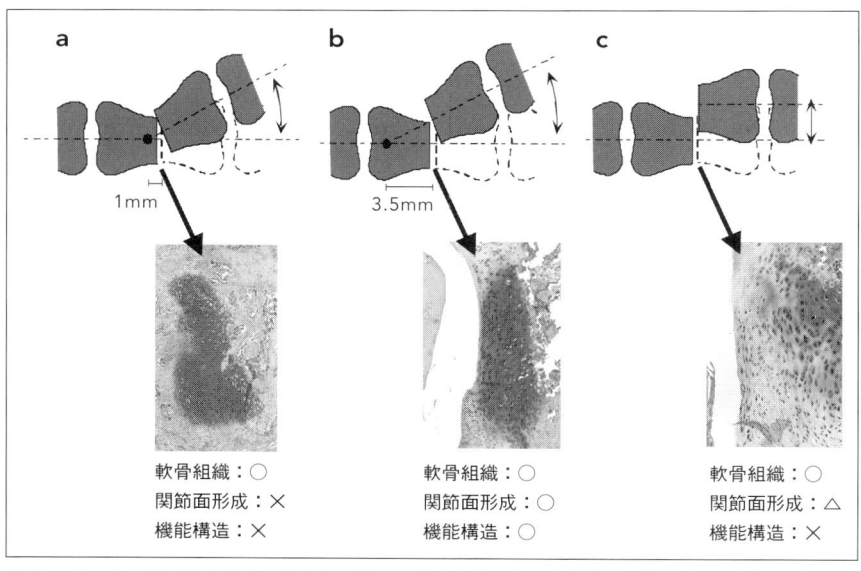

図13　ラットの尾椎に骨切りを加え持続的な運動を与えると，硝子軟骨が新生する（a）．局部に滑り運動が加わると関節と同じ層状構造を持つ組織が形成される（b）．しかし，荷重変動に乏しい滑り運動のみではこの層状構造は形成されない（c）[36].

てしまった関節にはよく見られます．ですから，この実験の結果は臨床の整形外科医からは当然予想される結果だろうと思います．骨と骨との間に適当な動きがあって適当な細胞が存在していれば（この実験では骨の中心の骨髄の中に存在していると言われている間葉系幹細胞が骨の端部に移動してきていると思われます）そこに関節と同じような構造（または機能）が形成されるだろうことは，日々関節や骨に接している整形外科医であれば当然予想できることなのです．

　細胞と周囲の力学環境に関わる実験は世界各地で行われています．しかしその多くは培養細胞を用いた試験管内での研究です．けれども，上記のように生きた生物の組織内での細胞を捉えれば，試験管内では見られない合目的的な現象を見ることができるのです．

質問 II-3 ❖ 関節と同じような力学環境を生体内に作ってやることによって，関節に似た形態が出現しました．これに似た現象の例を考えてみてください．

---

*2　幹細胞：様々な機能を持った細胞への分化と自己増殖が可能な細胞
*3　変形性関節症：関節に生じる退行性の変化．関節面の軟骨が広範囲に変質する．

II-5
生体内環境設計によって関節を治す

　壊れてしまった関節の機能を直す治療のことを,「関節再建」とよびます．再建するのは壊れてしまった関節の形や機能です．人工関節の説明で述べたように，関節の機能はふつう，支持性，可動性，無痛性，の三つです．体重を支え，体を動かすための可動性があり，痛みがないことによって私たちは通常の生活をおくることができます．若いうちは，痛みが無く体を動かすことが当たり前のように思いますが，歳をとってくると，腰や肩や膝やいろいろなところに痛みが出てきます．たいていは，動いた時に痛いのです．ヒトの思考を司る脳と同じように，ヒトの行動を支えている関節軟骨は，一度壊れてしまうとなかなかもとに戻らない組織です．ですから，この関節の三つの機能が障害されると，それをもとに戻してやるために，いろいろな手術を考えたり，人工の関節を設計したりしなければなりません．これが「関節再建」です．

　けれども，最近の生物分野の発達によって，軟骨組織も再生させられることがわかってきました．再建では，失われた形態や機能をいかに設計できるのかと頭を悩ませてきましたが，再生では形態や機能を「育てる」方法に頭を悩ませるわけです．けれども，現在の技術では，力学的機能を持った軟骨を，試験管内で再生させるまでには至っていません．関節軟骨は非常に柔らかい組織であるにもかかわらず，ヒトが飛んだり跳ねたりする時のような，とても厳しい力学環境にも耐えることができ，また，アイススケートよりももっと低い摩擦状態を保っています．**図14**を見てください．再生軟骨が変形性関節症[3]や，慢性関節リウマチ[4]のように関節全体を冒す病気の治療に用いられたとしますと，軟骨の力学的な機能が成熟するまでの間，患者さんは関節に荷重をかけて歩くことができません．これはとても辛いことですし，特に高齢者では，体を動かさないことによる様々な障害が内蔵や脳にまで出てきてしまいます．一方，人工関節を用いた治療では

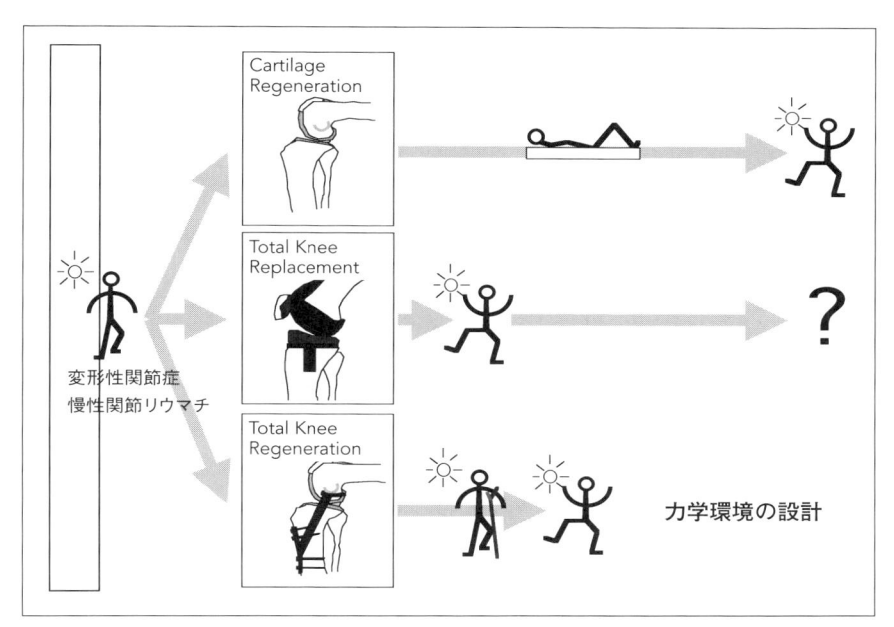

図14　生体内環境設計による関節の再生．軟骨の再生技術が実用化されつつあるが，現在の技術では力学的機能を持った軟骨を再生させることができない．変形性関節症や，慢性関節リウマチのように関節全体が冒される病気では，軟骨の力学的な機能が成熟するまでの間は生理的な荷重をかけることができない．人工関節を用いた治療では比較的早期に荷重をかけることができ，社会復帰も早いが，人工物であるため耐久性や緩みの問題が残る．全関節再生術（Total Joint Regeneration）は関節に加わる力学環境を設計することによって，生体関節の機能を比較的早期に回復させようとする治療方法である[37-39]．

関節全体を人工物に取り替えてしまいます．人工物は代謝されませんのでいつかは壊れますし，前述のように固定されている骨との間にルーズニングといわれる緩みを発生することもあり，おおよそ20年程度が寿命と考えられています．しかし，壊れた関節を人工関節に置換すると，手術後早ければ1週間ほどで起きあがることもできます．人工関節置換術は生きた関節を切り取ってしまう手術ですが，痛みを取って早く歩けるようにする点において，現時点では軟骨再生法より

＊4　慢性関節リウマチ：関節に炎症性の変化をきたす全身疾患．関節全体の変形を伴うことが多い．

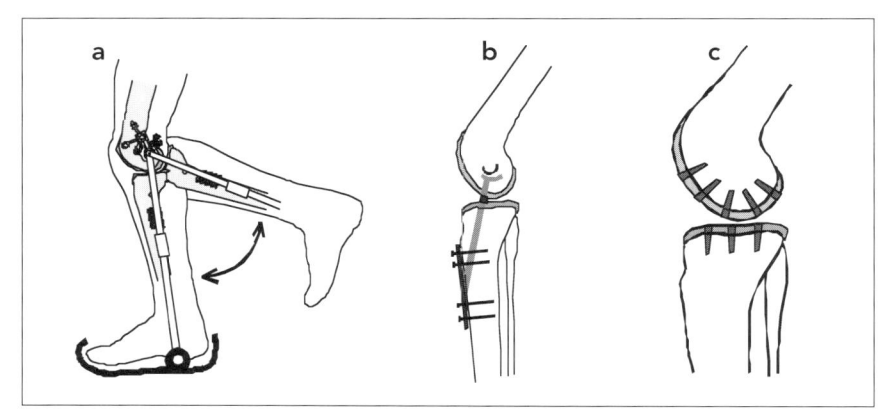

図15 生体内環境設計による関節の再生の具体例．全関節再生術(Total Joint Regeneration)には，様々な装具を用いて体の外から関節の力学的環境設定を行う **a**: external type，小さな人工関節のような埋め込み器具を用いる **b**: internal type，磁石の反発力で関節再生のスペースを確保する **c**: magnet type，の三種類が考案されている[37-39]．

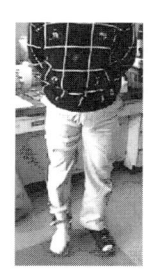

図16 全関節再生術(Total Joint Regeneration)の装具を用いた方法(external type)．関節の力学的環境設定は正確ではないが侵襲は少ない．

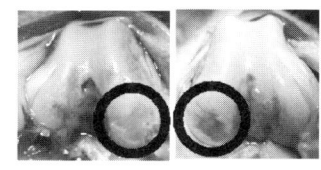

図18 internal typeのTJRを用いて大きな骨・軟骨欠損を治療した例．TJRを用いた場合(左)には良好な治癒が見られる[37]．

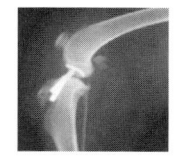

図17 internal typeのTJR．小さな人工関節のような埋め込み器具を用いる[37]．正確な手術を行うための道具の開発が必須である．

も優れた治療法であるわけです．

　私たちは，この人工関節の利点を軟骨再生技術に取り入れた全関節再生術（Total Joint Regeneration）の開発を行っています．この方法では，自身の細胞を使って生体関節組織を再生させ，関節に加わる力学環境を設計することによって生体機能を早期に回復させる一方，機能回復までの間は体重を支持する機構を持っているため，比較的早期に日常生活に復帰することができます（**図15**[37-39]）．つまり，両方の利点を併せ持った治療法です．

質問 II-4 ❖ 生体内の力学的環境設計によって関節を再生させることができる，と著者は主張しています．本当にそうでしょうか？　この治療法の欠点を考えてみてください．

II-6
生体内環境と組織形成

　環境の設定によって組織の機能と形態を育てることができる事を示した基礎研究の例をもう一つご紹介します．最初はただ一つであった卵細胞が同等の二つの細胞に分裂し，次にはそれぞれの細胞がまた二つに分裂し……といったように，発生の初期においては等質の細胞が増殖し続けます．最初のうちはこの分裂した細胞を切り離しても，それぞれの細胞からそれぞれ一個の個体が発生してきます．しかし，分裂が進んでいくとやがてこの等質性が破れて細胞は分裂のたびに少しずつ異なった形態の細胞を組織するようになってきます（分化）．再生医療の中で万能細胞として話題になっているES細胞は様々な組織に分化が可能な段階の内部細胞を取り出して安定して培養できるようにした細胞を指します．

　幹細胞ですので自己を複製する能力と，万能細胞の名のごとく，この細胞から

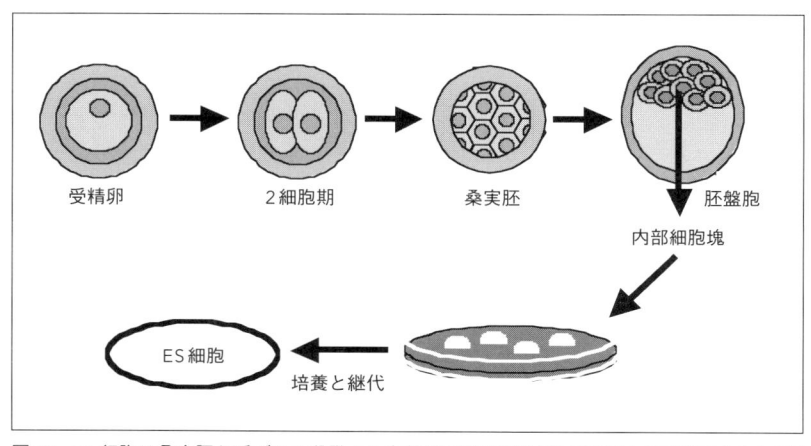

図19　ES細胞は桑実胚と呼ばれる段階から内部細胞塊を取り出して安定して培養できるようにした細胞．外胚葉由来の脳神経系，表皮，角膜などの組織，中胚葉由来の造血系，筋肉，軟骨，心臓，腎臓などの組織，内胚葉由来の消化管，肝臓，膵臓などの組織，そうして，卵，精子などにも分化可能であるとされている．

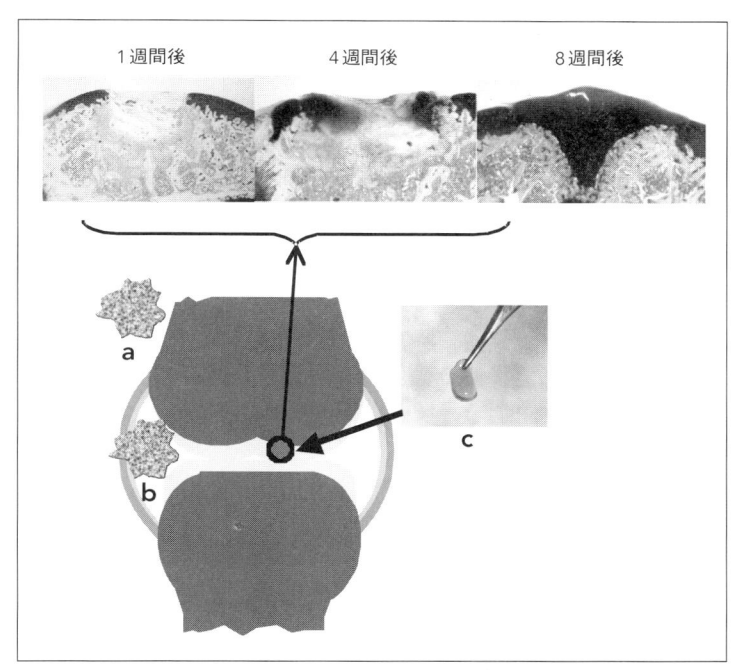

図20　ES細胞を皮下や関節胞に移植するとテラトーマが発生する(a, b)[40,41]ES細胞をコラーゲンゲルに埋入して関節の軟骨部に移植すると関節の軟骨組織が形成される．このES細胞を移植した関節を固定して動きを制限するとテラトーマが発生する．

一つの個体を作り出すために必要なすべての組織が誘導可能であるとされています．事実，このES細胞の核を卵細胞に移植すると一つの個体としての生物が発生します．しかし，ここで注意しなければならないことは，体を形作っている他の細胞も遺伝子としてはみなほぼ同じ情報を持っているのであって，何も万能細胞だけがすべての情報を持っているのではない点です．

　ところでES細胞をそのまま体の中に移植すると奇形種（テラトーマ）とよばれる腫瘍になります．テラトーマは皮膚や脂肪，骨，軟骨，と様々な組織を含んでいますが，それらが統制されず混在しています．脇谷らはそのES細胞を関節胞とよばれる関節をくるんでいる袋の中に移植してみました．関節胞の中は関節

液とよばれる特殊な液体に満たされているので、入ってきた細胞を関節の組織に分化させる特殊な環境になっているかもしれない、と考えたのです．けれども、関節胞の中でも、ES細胞はやはりテラトーマになってしまいました[40]（**図20**）．

　脇谷らはさらにES細胞をコラーゲンゲルの中に閉じこめて関節の摺動部分（つまり関節軟骨）に固定してみました．これは私たちの研究室との共同研究で行ったのですが、**図17**の上の写真のように、4週目以降に、細胞を埋めた部分に関節軟骨が形成されだしました[41]．これはES細胞が軟骨に分化したのか、ES細胞の影響または周囲細胞との融合によって周囲組織が軟骨組織に変化したのか、まだわかっていません．ただおもしろいことに、ES細胞を移植した関節を固定して動きを制限すると、今度は全例でテラトーマが発生してきます[42]．関節は本来動くものであることを考えると、動くという環境が関節を形成する細胞、組織の形成に不可欠であったのはとても興味深いことです．

質問 II-5 ❖ ES細胞を関節の骨軟骨部に移植して関節を動かしていると、軟骨組織が出現してきました．この原因はなんだと思いますか？　自由に考えてみてください．

II-7
情報の流れとして生体適応を考える

　前項の実験結果で見たように，多くの生体反応は環境に「適応」します．こういった適応現象に対する科学的なアプローチは，多くの場合，刺激→センサー→機能発現，という図式の上で調べられています．事実，センサーの役割を持ったタンパク質が多く発見されていますので，この図式は決して間違っているわけではありません．しかし，この図式に従ってセンサーを探していくと，状況によって似たようなセンサーやタンパク質が次々と見つかる場合があります．

　このように分析的な方法によって複雑多重の相互作用を一つ一つ明らかにしていく作業も重要ですが，同時に未知の相互作用をも考慮に入れた一括した整理方法が必要なのです．

　I章で述べたように，生体の機能が合目的的な適応性を示すためには，現象として観察し難い多くの相互作用の存在を考慮する必要があります．未知の相互作用の中には自己破壊的な相互作用も含まれており，その相互作用の消滅時間によってはほとんど観察し得ない現象も含まれるはずです．**図6**で説明したように，一連のつながった反応のループを考えるのであればその前後の現象から消滅速度の速い現象を予測することも可能ですが，**図5**に示したように淘汰によって消えてしまう相互作用は非常に観察が難しくなります．つまり現象として生命活動を分析する方法には限界があります．

　そこで，私たちは，このように現象として観察し難い自己破壊的な相互作用を想定して，情報の流れとして生体の適応性を考えていこうとしています．たとえば，**図21**には生体の適応機能の生じる過程を示しています．まず，目に見えていない未知の現象も含めた複雑多重かつ継続的な相互作用群があります．その中の一部の相互作用が，ある環境下においては自己構成的となって現象Aとして観察されます．ここで，環境が大きく変われば（おそらく目に見えていなかった）

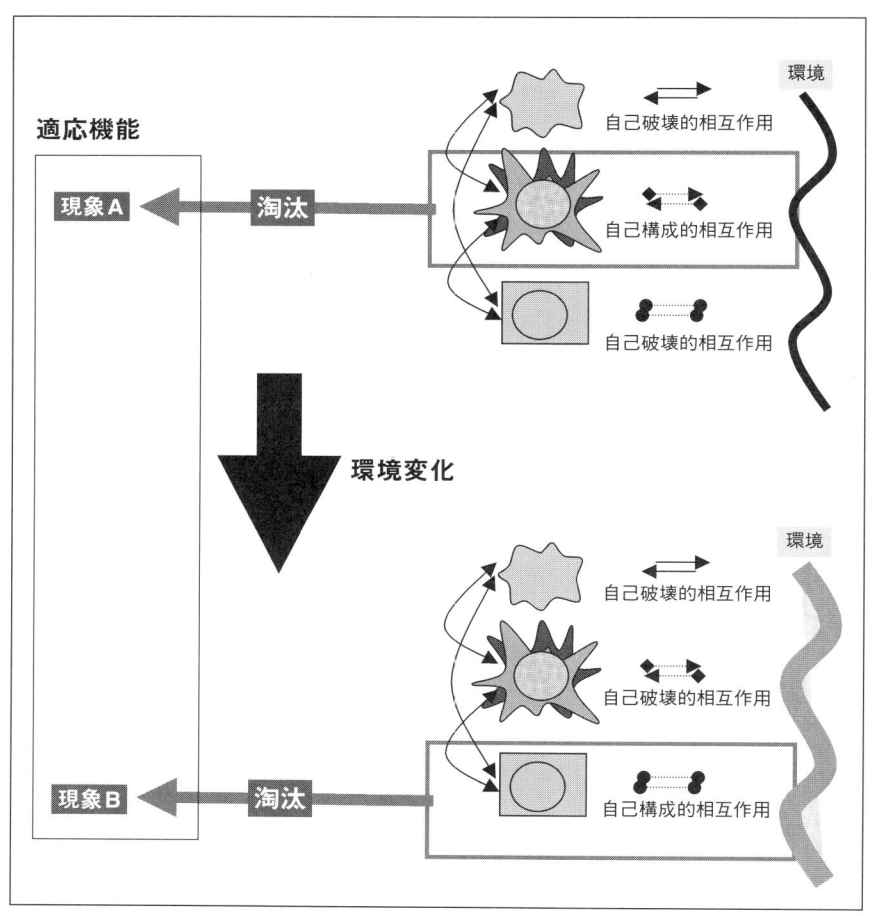

図21 生体の適応現象を淘汰を基盤にした情報の流れとして捉える．多様かつ継続的な相互作用群の中から，環境の中で自己構成的となった相互作用のみが現象として観察される．環境が変化すると，それまで観察されていなかった別の相互作用が現象として観察される．このようにして適応機能が生じている．

別の相互作用が自己構成的となって新たな現象Bとなって観察されます．このようにして環境の変化に応じて変化する形態や機能をわれわれは「適応」とよんでいることになります．この**図21**の図式にしたがって前項に示した実験結果を，**図22**のように，多様性発現状態が，ある力学環境の中で淘汰される，といった

図式に描いて考えてみます．ここでは，耐剪断歪み状態，耐圧縮歪み状態，耐引張歪み状態などのように，組織になる以前の多様な状態があると仮定します．剪断歪みが加わる環境下では，耐剪断歪み状態が自己構成的となって組織を形成します．

つまり，軟骨のように，剪断歪みに対して大きな許容を有する状態のみが，自己構成的となり組織を構成すると考えます．ここで注意したいのは，**図22**は現象としてではなく，情報の流れとして捉えた像であることです．自己破壊的相互作用が十分に早い場合には多様な状態を現象として確認することはできません．

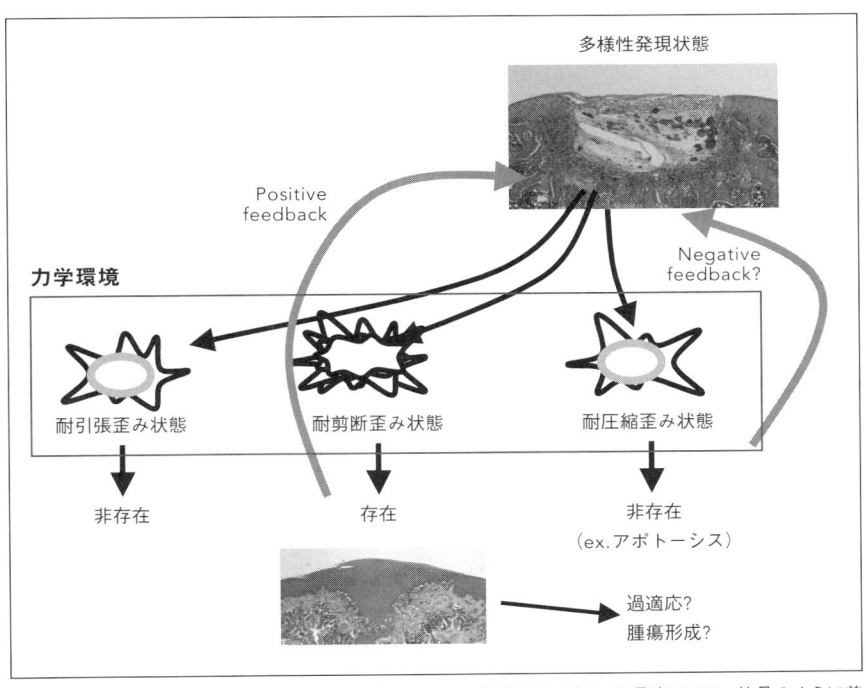

図22　図20の実験結果を情報の流れとして捉えてみる．剪断歪みが加わる環境下では，軟骨のように剪断歪みに対して耐性を有する状態のみが自己構成的となり組織を構成する，と考える．このような環境による局所淘汰の図式では生体内でのタンパク同化・異化において多くの無駄が生じることになるため，存在し得た組織や存在し得なかった組織からの記憶システム（フィードバック機構）の仮定が必要となる

図6で説明したように，淘汰によって消えてしまう相互作用は非常に観察が難しくなるので，現象として確認することは不可能かもしれません．

質問 II-6 ❖ 図21のような仮説はあり得ると思いますか？　批判してみてください．

(5)　　　　　　(10)　　　　　　(15)

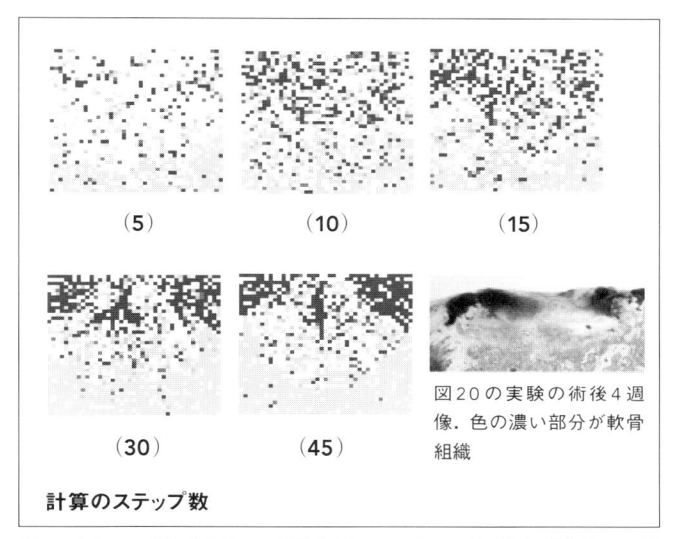

(30)　　　　　　(45)

図20の実験の術後4週像．色の濃い部分が軟骨組織

計算のステップ数

図23　図21の考え方を基にした計算シミュレーション結果[43]．剪断歪みに強い組織，引張変形に強い組織，圧縮変形に強い組織などを混在させ，そこに上方から分散させた荷重を左右に移動させながら加えた．セルオートマトンと有限要素解析の2つのプログラムを用いており，有限要素解析において側面は固定されている．このシミュレーションを思考ツールとして用いて，記憶システムの効果などを考察する．

図23は，セルオートマトンと有限要素解析という二つのプログラムを用いて，図20の結果を考察した結果です[43]．図21，22の考え方を基にして，剪断歪みに強い状態，引張変形に強い状態，圧縮変形に強い状態などを混在させて，そこに外部から様々な力学刺激を与えてその変化を見ています．図20の実験では，ES細胞を移植した部分には，上方から左右に移動する応力が加わっていたと考えられます．これを模擬した力学環境を加えると図20の実験で見られた組織に近い形態を得ることができます．けれども，実際の実験結果から得られた像に似た形態を作ることが，このシミュレーションの本来の目的ではありません．図7で説明したように，個々の相互作用には機能を示唆するような目的性がないにも関わらず，全体では機能的な形態や動きが現れてくる実例を計算上で示すのが本来の

目的です．そのためには，力学環境と個々の組織間の相互作用には機能を示唆するような目的性が無いことを証明しなければなりません．しかし，実際にはプログラムを作っているうちに，相互作用のルールをどう設定すればどのような形や機能が現れるのかを予測できるようになってきます．そうすると，初期の相互作用のルールの中に目的性が示唆されているか否かは主観の問題となってしまいます．

このように，**図21，22**で示したような，適応機能が現れる過程を実験やシミュレーションで証明しようとすると，そもそも機能とは何か，ということが問題となります．第I章の5項で説明しましたように，見えやすい現象だけを見る不完全な認識があって，はじめて機能が見えます．認識されなければ，機能はただの作用にすぎません．どのような作用を機能と考えるのか，それは機能が生じる過程をシミュレーションしようとする場合には避けては通れない根本的な問題です．

質問II-7 ❖ 図21の考え方に似た現象を挙げてみてください．

II-8
機能化の淘汰と効率化の淘汰

　この項では，生体機能の分類をしたいと思います．一方は「自律性」，一方は「記憶システム」です．前者は継続的に発現する多様性とその多様性からの淘汰によって生じますが，前項にも述べましたように，この過程の理解のためには，認知のかかわる大きなパラダイムシフトが必要となります．私たちはこの過程を機能化の淘汰とよんでいます．それに対して，後者の「記憶システム」は要素に分けて客観的に理解することができます．**図21**のようにして適応機能が生じると考えると，生体内でとても多くの反応が生じていることになります．それらの反応の一部がタンパクの生成と消滅（同化・異化といいます）を行っていたとすると，それに伴うとても多くの無駄が生じることになってしまいます．そのような無駄は，生体全体の生存にとって不利なので，その無駄がなくなる方向にも淘汰がはたらいている，と考えられます．私たちはこの過程のことを効率化の淘汰とよんでいます．

　図24は機能化の淘汰と効率化の淘汰の概念を図示したものです．多様性の中から環境に適応した現象だけが現れて私たちはそこに適応機能を見ます（**図24a**）．しかし，それだけでは，いちいち数多くの多様性を発現しなければなりませんので，そこには多くの無駄が生じます．その無駄を解消するために短期の記憶システムが生じたとします（**図24b**）．たとえば，フィードバックシステムは過去の履歴が現在の作用に抑制的または促進的に働いて，より効率の良い選択をする記憶システムです．ひらたく言いますと，結果が良かった反応はより促進され，悪かった反応は抑える，ということです．また，さまざまな制御因子も，この短期記憶システムの一種だと思います．短期記憶システムによって，環境に適した方向への動きが促進され，無駄が解消されて生存効率は上昇します．けれども，大きな環境変化が生じたときに対する適応性は弱くなる場合も生じます．

さらに，この効率化が進めば，**図24c**に示したように，環境に適応したいくつかの構造をプログラムとして持っている状態が出現することも可能です．自己の生存にとって有利な形態や機能の設計図をプログラムとして持っていれば，それを持っていない状態に比べてより効率的に早く機能を発揮できます．ですから，このような形態がいったん出現すると，環境変化にも強くまた生存効率も高くなりますので，他の形態を押しのけて数多く存在するようになります．このプログラムは長期の記憶システムということになります．このように短期と長期の記憶システムが，効率化の淘汰の結果として獲得された，と考えることも可能だと思います．遺伝子に含まれるプログラムのような非常に複雑な過程が，この効率化の淘汰で生まれ得るのか，といった疑問があるかもしれません．けれども，人間原理などの新しい学問分野が示しますように，「地球という非常に特化された環境に知性が生まれた」という前提（事実）の下に考察しますと，効率化の淘汰によって遺伝子のような複雑なプログラムが生じたとする推論も可能であると思います．

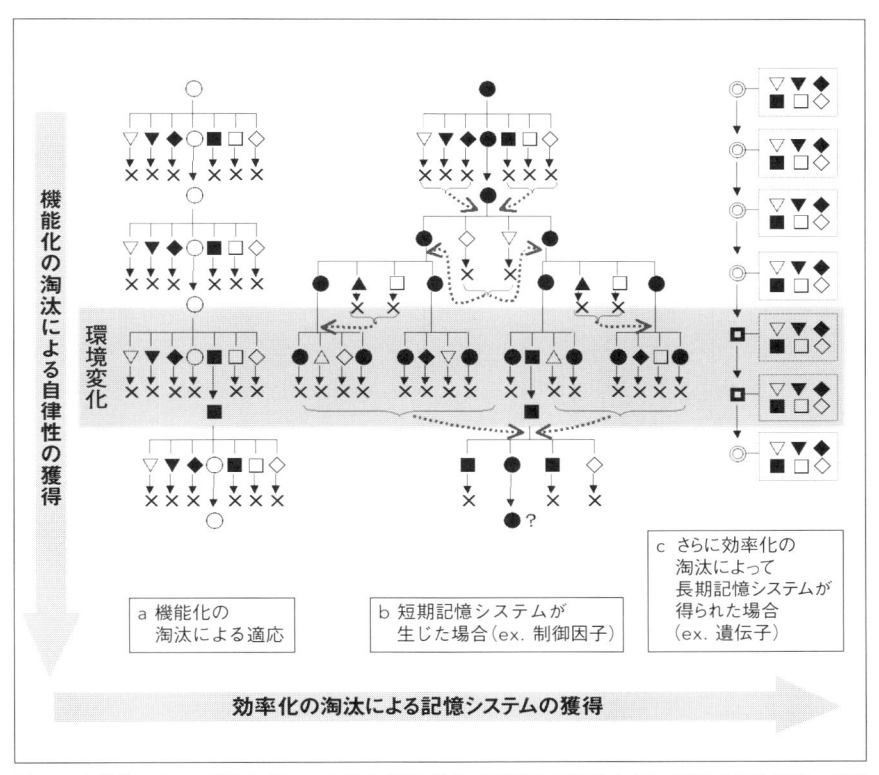

図24 多様性の中から環境に適応した現象だけが表れる機能化の淘汰(a)は，環境の変化に強いが多くの無駄が生じる．フィードバックや制御因子のような短期記憶システムによって効率化されると(b)，無駄は解消され，生存効率は上昇するが，大きな環境変化には弱くなってしまう．環境変化の少ない状況では，このような短期記憶システムを持った生命活動が有利となる．さらに，環境に適応したいくつかの構造をプログラム(遺伝子)として持っている(c)と，環境変化にも強くまた効率も高い[44]．これらの短期，長期の記憶システムが効率化の淘汰の結果として獲得された，と考えると，生体の機能は機能化の淘汰に象徴される「自律性」と効率化の淘汰によって生じた「記憶システム」に分類することができる．生体機能の根底には「自律性」があってその土台の上に記憶システムが築かれている．記憶システムは分析的に扱うことができるため，医学や工学の対象になりやすい．しかし，医療では自律性も含めた生体機能を考えなくてはならない．

II-9
作用が機能となる

　II章の7項では，認識されてはじめて機能概念が生まれることを述べました．もし，認識する主体がなければ，たとえ機能らしき動きがあってもそれは作用にすぎません．機能には，それを述べる認識者の目的意識がかかわってきます．ですから，**図24**の縦軸に示したような機能化の淘汰の道筋を，客観的に証明することはとても難しいのです．しかし，たとえば**図24**の横軸に示したような記憶システムを想定してその効率化を考えると，これは客観的に扱うことが可能となります．たとえば短期記憶システムによって組織は，より効率的に機能的な形態を表すようになります．けれども，たとえばフィードバックがあまり強いと腫瘍のように増殖ばかりを続ける組織が現れます．このように，生体機能の効率化は，腫瘍や炎症疾患，自己免疫疾患などの多くの病気にかかわっていると考えられます．生命機能は，設計されておらず，淘汰によって獲得された形質である，という**図24**の縦軸に示したような考え方は，ダーウィンの進化論の中にも含まれています．しかし，その考え方は，発展する遺伝学との間で様々な摩擦を生じてきました．生体の設計図として遺伝子を捉えると，基本的には生体の設計図を必要としない進化論の考え方と対立してしまうからです．また，淘汰されて消えてしまう膨大な相互作用や形質を考えると，そこに生じる膨大な無駄に対する疑問も生まれました．

　DNA上に記録された三つの塩基対によって一つのアミノ酸が決定され，そのアミノ酸のつながりによって様々なタンパク質が作られます．このようにDNAはタンパク合成の設計図にもなっています．タンパク質は生体の機能と形態を作り上げる部品ですから，生体の形態と機能は遺伝子上に設計されているのだ，と考えることになります．これが現代生物学の最も普通の考え方です．しかし一方，生体は環境との相互作用によって常に自己を変換しながら機能と形態とを維持し

ている機械であるという考えも常識として受け入れられるでしょう．ところが，そう考えますと，生体に必須であるのは相互作用のルールであって機能と形態の直接の設計図は必ずしも必要ではないことになります．このように，**図7**や**図22**に示すようなオートポイエーシス（またはダーウィンの進化論）を基盤とした生体機能の捉え方は，遺伝学との間に大きな溝を生じさせます．

　本書ではこの溝を解消するために，**図24**のように機能化の淘汰と効率化の淘汰を分けて考えました．ダーウィンが提唱した進化論は「機能化の淘汰」を提唱していたのであり，その後の生物学や進化論の発展は，いわば「効率化の淘汰」を明示しているのだと言えると思います．機能化のための淘汰は，生命機能の根本的な源に関係しますが，I章にも述べたように「機能とは何か」という，知的空間内で客観的に判断し難い内容を含んでいます．それに対して「効率化のための淘汰」はすべて知的空間内で理解できる範囲に論理が収まっています．効率化のための記憶システム自体が淘汰によって高度化し，ついには形態や機能の設計図やプログラムを有する結果となったと考えることも可能です．自己の生存にとって有利な形態や機能の設計図をセットとして持っていれば，設計図を持っていない状態に比べてより効率的に早く機能を発揮できるからです．ここで説明したような，効率化のための記憶システムの役割を遺伝子が演じていると考えると，遺伝子が生体のプログラムのみならず設計図を，しかも非常に堅固な形で有していることの説明もつくことになります．この堅固さは冗長性とよばれています．たとえば，三つの塩基対によってアミノ酸がコードされる過程でも，一つのアミノ酸にいくつかのコドンが当てはまっています．これは，少々の遺伝子暗号の読み違えに対しても機能を維持させるために役立っているわけです．

　直感的には論理的に思えるダーウィンの進化論が，なぜ今もって論議されるのか．宗教的な概念との対立があるのかもしれませんが，一方では機能化のための淘汰，という考え方を突き詰めますと，（オートポイエーシスと同じように）観測者の認識が関わってしまうからです．そもそも，私たち人間は何を「機能」と考えているか，と考えますと，たいていの「機能」は生き物が持っている機能の

模倣概念です．自動車の移動・運搬機能，電話の通信機能，コンピュータの記憶機能・演算機能．どれをとってもその機能概念の源は生き物です．私たちは生まれたときから「機能」に囲まれて生活しているので当たり前のことのように思っていますが，「機能」があるというのはとても不思議なことです．

　私たちにとって有用な作用があると，私たちはそこに「機能」を見てしまいます．そう考えると，「機能」とは実はとても主観的・直感的な存在であることがわかります．私たちは生まれた時から本来は意味のないところに意味を見つけるような「しくみ」の中に存在しているわけです．私たちが理解し，ものを考える場である知的空間は，この「しくみ」または「機能」が既に存在するという前提の上に築かれています．ですから，この機能の創出そのものに関わる「機能化の淘汰」は知的空間内のみに表現できません．そこには知的空間を超えた概念が必要となってしまいます．言い換えると，私たちがものを論理的に理解する知的空間には，既に機能の概念が存在するので，機能概念そのものの生成を考える機能化の淘汰は，知的空間内での論議にそぐわないことになります．

　「効率化の淘汰」はこれと違います．つまり自然淘汰の無駄を省く効率化の淘汰が働いていて，そのための記憶システムとして遺伝子や制御因子などの様々な記憶媒体が存在している，とする考え方は論理にしたがった説明が可能です．前項にも述べたように，遺伝子がタンパク質の設計図を有していることもこの論理で説明することができます．また，多くの病気はこの効率化の淘汰から生じた記憶システムの変調で説明できるのだろうと思います．

　効率化の淘汰と機能化の淘汰とは根本的に異なる作用です．効率化の淘汰は，文字どおり個体の生存効率を上昇させますが，生命体が存在する根本的な作用とは言いにくいのではないかと思います．それに対して機能化の淘汰は，生命体の成り立ちそのものに関わります．複雑系科学の例が示しているように，多様性を生じる基本情報の量はさして多いものではありません．ただし，実際にプログラムを作成して，計算機上に生命類似の活動を再現させようとしますと，多様性を生み出していたプログラムもやがて定常的なくり返しや単純な増殖等に落ち着い

てしまいます．実際の生命と同じように，次から次へと多様性を生じさせるような基本情報は未だに謎です．システム自体が自分の形を作り出していくことを自己組織化と言います．自己組織化によって機能が作り出されるためには，局所の相互作用のルールが全体の様相を変え，その様相の変化が，また局所のルールを変化させるループが大切だとされています．そのようなループから**図24**の左側に示したような多様性が生まれ，その中に機能的な形態が生じるプログラムの作成は可能かもしれません．そのプログラムが永遠に多様性を生じさせる保証はありませんが，それは地球上の生命とて同じことです．しかし，大切なことは，そのプログラムから「機能が生まれる」と記述する時には記述者の認識がかかわってしまう点です．私たちが「作用」を見て「機能」ととらえる，この「しくみ」を知らなければ生命を知ったことにはなりません．私はその理解のためには，情報（または確率）の実在性に対する視点の大変換が必要になるものと考えています（103ページ＊5参照）．

質問 II-8 ❖ ダーウィンの進化論に対する批判を調べて，その要約を書いてみてください．

質問 II-9 ❖ 質問 I−4 に対してダーウィンならばどう答えたでしょうか？ 想像してみてください．

II-10
自律性をめぐる各学問分野の流れと医療

　生体環境設計とは，適当な環境を設定することにより，安定した生体機能を育てることができる，という考え方です．実はこの考え方は，臨床の世界では古くから実践されていることなのです．整形外科分野での関節症に対する筋腱切断術や各種の骨切り術は，関節の力学環境を変えて，新しい環境に適応しようとする生体の方向性を利用して，疾患を治そうとするものです．先人たちは，それらの療法への論理的根拠として，時に目的論的な，つまり，生命は合目的的に機能を構築している，といった考え方を用いてきました．

　治療に関わる医工学が工学の中ではやや異端であった一つの理由は，この臨床における目的論的な常識と，工学設計との不整合にあった，と言っても過言ではないと思います．工学設計では，設計者のみが目的意志を持つのであって，設計そのものは論理的な（つまり目的意志を含まない）道具です．しかし，医工学における設計では設計者の目的意志は，しばしば生命の持つ，目的意志とも見える方向性に裏切られてしまうのです．生体内に人工的に創り出された機能の多くは，やがて生命活動によって破壊される運命にあるようにみえます．前述のように，たとえば強固に補強された骨は，やがて廃用性の萎縮を生じて支持性を失ってしまいます．それは，あたかも骨組織が「荷重を支える」といった目的意志を持っていて，その必要がないと判断すると自己を消滅させているように見えます．われわれにできることと言えば，欠損した組織のまわりの環境にそっと手を加えて，あとはその環境内に自然に形作られていく組織の形態と機能を畏敬の念を持って眺めていることだけだというのが実感です．

　そこで，環境設定または環境設計という方向性を求めたのですが，これはけっして工学の，または科学の敗北を意味しているわけではありません．たとえば生体材料に対する概念を，単に生体の中で安全に長期間用いることのできる材料と

いう考え方から，積極的に生体と関わって機能を育てていく材料という考え方に変えていくことであり，これは現に生体材料分野でおこりつつある変化です．これは，（少々大げさに表現するならば）生体の持つ自律性に対する材料科学の挑戦でもあると思います．その眼で現代の科学全体を見渡せば，21世紀は生命の自律性に対する様々な分野からのアプローチが統合されつつある世紀なのかもしれません．

認知科学の分野では，オートポイエーシス，アフォーダンス[45]といった考え方で，また，数学，科学哲学の分野でも複雑系科学[12]や確率論[46, 47]において，ひとことで言い表せば「情報」に対する捉え方の大変革が進行しつつあるように思います．生命と情報との関わりの深さは以前から指摘されていますが，情報は遺伝子やタンパク質だけに存在しているのか（アフォーダンスは環境にこそ相互作用の実在があるとしている），情報の量は客観的に評価しうるのか（確率の主観論[46, 47]），物事の時系列性はヒトの認知によって与えられたバイアスなのではないのか[48]，などなど，情報量に対する概念が一つの変換期を迎えているようです．しかし一方，これらの論議は先に述べた知的空間を離れた論議になりますので，よほど注意しておかないと神秘主義的な誤解を生む可能性があります．著者がこの学問全体の流れの中から医工学分野への教訓としてくみ取る内容は以下のごとくです．

単一の情報媒体要素（たとえばタンパク質や遺伝子）にとらわれて，生命現象の制御を考えようとする医学の方向性は，とても大きな危険性をはらんでいると思います．治療とは，生体を司る情報ネットワーク中のある情報を変化させる行為に間違いはありませんが，その情報は，タンパク質や遺伝子のみとは限りません．力学環境のような物理量であるかもしれませんし，さらには，社会環境や心理環境もネットワークを構成する重要な要素であろうと思います．当然のことですが，治療の信頼性も，タンパク質や遺伝子レベルでの理解によって得られるわけではありません．力学要素，化学的相互作用から社会心理的要素までを含んだヒトの動的平衡バランス全体を，治療者がいかに環境としてトータルに把握し

得るか，が問題なのです．たとえば，ある一つのタンパク要素の操作によって症状が軽快したとしても，システムとしての動的バランス全体が不安定となり，思いもかけないところに別の作用が生じる可能性があることを，基礎研究者も知らなくてはならないと思います．さらには，代替医療と言われている様々な民間治療法やいわゆるプラシーボ効果にも，この情報ネットワークの動的平衡位置を移動させる一つの要素としての地位が与えられるのだろうと思います．

　こう考えますと，病気に対して用いる「異常」という言葉ももはや不適切だろうと思います．正常あるいは異常状態を数値としてとらえ，盲目的に異常値を正常値に近づけようとする方法ではなく，社会・心理的な要因も含めた，患者の生命システム全体のバランスを考慮する医療が求められているのだと思います．そのもっとも簡便なる方法論が，生体環境設計である，と著者は考えています．生体機能を「自律性」と「記憶システム」とに分けるならば，「自律性」を育てている環境への配慮を十分に行ったうえで，生体の各種調節因子や遺伝子などの記憶システムを操作しなければならない，と考えます．次の章では生命現象を生体外の環境も含めた統括的な情報ネットワークとして扱う例として，特に生体外環境設計に関して文化系的な視点を含めて考えてみたいと思います．

III 生体内環境設計から生体外環境設計へ

III-1
不自由とは何か

　さて，生体外環境設計に関して述べる前に「そもそも機能とは何か」という問題をもう少しだけ考えてみましょう．I章では機械論，つまり生命現象に目的意志を認めない哲学的立場に立った一つの生命観を基本にして，生き物を対象とした環境設計の方法論を説明してきました．工学における機能の概念から始まり，動的に存在している生き物の機能を説明し，そこで生体環境設計の基本概念を登場させました．II章では，生体内環境設計の実例を挙げて，機能を作り出すのではなく，育てていく実践的方法論を説明しました．ただし注意しなければならないのは，このI章とII章で述べた「生体機能」は，科学者たちが客観的に表現してきた機能である点です．

　ここで，あなた自身が病気になって「不自由」になった場合を想像してみてください．「不自由」とはいったい何でしょうか？　今まで立って歩いていた自由が制限されて歩けなくなったとしたならば，それは「不自由」です．現在の医学ではこのような不自由に対して，立って歩く機能を客観化し，分析し，その不自由を補う方策を考えます．もちろん，それは重要なアプローチです．けれども，ここで「立って歩く自由」と述べた「自由」には二つの意味が含まれていることに注意しなければなりません．一方はfreedomの訳語としての「自由」つまり，動作や意志への制限がない状態を指します．けれども，生活を基盤とした考察の中では，自由とは制限制約のない状態だけを指すのではありません．自由という言葉にはもう一つ，「自らに由る」という日本語本来の自由の意味が含まれています．

　図26を見てください．これは，反ちょう膝と言って，膝が真っ直ぐに伸びるのを飛び越えて，反対側にまで曲がってしまう状態です．動きの自由度からすると本来の膝よりも高い自由度があるのですが，この場合には，膝に痛みがでたり，

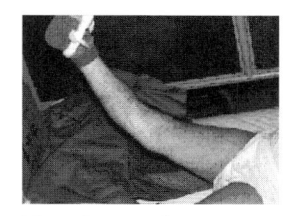

図26　反ちょう膝

様々な不都合が生まれてきます．つまり不自由が生じるわけです．またたとえば，私たちは呼吸機能を意識せずに呼吸を行っています．歩行機能を意識せずに歩いています．たとえ呼吸ができていても，また歩くことができても，呼吸機能や歩行機能をいちいち意識しなけれならない状態ではかえって苦痛が生じます．この場合には自らに由った自然な生活ではないために，苦痛を生じてしまいます．このように，医療における不自由を考える上で，私たちは「機能」という言葉の意味を「私」と「環境」とのかかわり合いの中でもう一度考え直してみなければなりません．そこで，III章では生体外環境設計，つまり，生き物の外の環境と生き物の機能との関係を考えます．ここでは「自らに由る」生体機能にも少しふれたいと思います．この生体機能を別の言葉で表現すると，何が大切か，といった視点に立った機能のことです．

このように「機能とは何か」といった疑問への取り組みは，工学や医学が対象とする効率性に関わる機能から，私たち一人一人の生き様に関係する機能まで様々です．別の言葉で言えば，私たちが知的空間の中に描いてきた機能と，知的空間に描くことのできない（心が関わる）機能とがあって，前者は事実を論理的に正しく捉えようとした機能ですし，後者は個々の大切さを見いだそうとする機能なのだと思います．

ここまで読んで，気づいていただけたでしょうか．I章，II章，III章と進むにしたがって論理の制約から離れ，人間そのものや人間が持つ「優しさ」に近づいていく「機能」の姿を描き出そうというのが，この本の目的です．II章では，従

来の論理のみでは表現し難い機能として,「自律性」についてお話ししました.Ⅲ章ではさらに,機能の持つ「優しさ」や「大切さ」にも言及してみたいと思います.医療は,論理だけでなく優しさや大切さを含む行為です.「機能」が客観性を超えて優しさや大切さにもかかわる概念であることに共感していただくだけでもこの本の目的はほぼ達成されたことになるのかもしれません.

質問Ⅲ-1 ❖「あなたの機能」を挙げてみてください.

質問 III-2 ❖ 質問III–1で挙げた「あなたの機能」は客観的に記述できましたか？客観的に記述できた方は，それを仕様としてあなたそっくりのロボットを作ることを想像してみてください．本当にその機能だけで満足できるでしょうか．主観的な機能も混じってしまった人は，なんとかその機能を客観的に書き直して考えてみてください．

III-2
病気がある理由

　もともと病気とはどうやって定められているのでしょうか．太古の時代には，身体から与えられる様々な苦しみは，病気ではなく神的なものとの結びつきで理解されていました．現在でも，一部の地域ではシャーマンのような祈祷者が，人々の生活に重要な役割を果たしていますし，いわゆる「たたり」といった感覚は現代社会の裏側ではまだ大手を振って生き続けているようです．では何のために「病気」があるのでしょうか？　変な質問と思われるかもしれませんが，よく考えてみると，私たちが主観的に感じ取る苦痛こそが病気の本体であって，「病気」とはその本体を客観的に機能異常として捉えようとした概念です．たとえば，私たちはほとんど意識せずに自然に呼吸していますが，突然にその呼吸がつらくなったとしたらどうでしょう．私たちは不安を胸に医師のもとを訪れます．胸をとんとんとたたき，聴診器を当て，レントゲンを見ながら，ああこれは最近流行っている気管支炎ですよ，と病名を告げられると，それだけでずいぶん気が楽になります．主観的な苦しみと不安が，病気という名称を与えられると，客観化されて自分自身を離れるのです．もちろん，客観化によって気が楽になる場合ばかりではありません．難治性の肺炎です，とか，肺ガンです，などと告知されると，今度は今までとは違った不安にとらわれることになります．いったいこの先病気はどんな症状で自分を苦しめることになるのだろうか．自分はどんな治療に耐えなければならないのだろうか．死ぬのではないだろうか．そうして私たちは「治療」という武器を持って「病気」という客観化された強大な敵と闘い始めるわけです．私たちが対峙するのは呼吸困難という主観的な苦痛と不安ですが，病気という客観的な概念が与えられ，生体機能という医学の対象が現れて初めて治療が始められるのです．

　この客観化された敵「病気」に対して現代の医学は要素還元的な方法で挑みま

す．まず対象となる病気の範疇をしっかりと定めなければなりません．これは工学において設計者が設計対象に「仕様」を必要とするのと同じことです．たとえば，肺炎といってもそれがどのように定義され，分類される病気なのかを把握しなければ，しっかりとした治療対象を設定することができません．ウイルス性の肺炎と細菌性の肺炎とでは，当然治療法も異なってくるでしょう．同じ細菌性の肺炎でも，その起炎菌によって用いる薬剤も対症療法も異なってきます．さらには，患者の年齢や身体の抵抗力によっても，対処は異なってきます．医学はこのように病気を分類・区別し，複雑に分岐した治療体系の中からその分類された病気に最適と思われる治療法を選び出す方法論として機能しています．

質問 III-3 ❖ あなたが病気になったとき，誰が「あなたが病気である」と決めましたか？　あなたですか？　医師ですか？　それ以外の人ですか？　病名は医師がつけることになっています．それでは，「病名はついたけれども病気ではない」と思われる場合があるかどうか考えてみてください．

III-3
正常と異常（その2）

　私たちは生体の機能に対して，正常機能・異常機能という区別をします．機械のように，設計者が機能の目的を設定する場合には，その目的に合致するか否かで，正常機能，異常機能の判断を成立させることができます．しかし，私たちの身体は，その内部構造のみならず外部の環境・社会すべてを含んで，とても複雑なバランスの中に動的に存在しています．動的に存在している，というのは，たとえば川の流れのように遠くから見ると静止しているように見えても，その一つ一つの要素は常に入れ替わっている状態です．そうして，そのたくさんの要素はお互いに影響しあいながら変化していて，一つの要素が変化すると，全体のバランスが変化してシフトする場合もあります．この全体バランスは，どの状態においても安定的に生じ得るわけではありません．多くの人間に共通した，ある特別な安定状態に対して，私たちは「正常」という総称を当てはめています．

　しかし，もちろんこの正常状態も，ただ一つではないはずです．ある環境の中では正常と見なされていた生体機能が，別の環境下では異常と見なされる場合もあります．そういった例として有名なのが鎌状赤血球貧血症です．この病気の患者さんは低酸素状態になったり感染などの発熱でとても危険な状況に陥ります．赤血球は普通は中心の凹んだ円盤状をしていますが，鎌状赤血球貧血症の赤血球は低酸素状態や発熱時に鎌のような形に変形してしまいます．そうすると，体の各所で血液がつまってしまい，激しい痛みが現れます．この病気は，異常ヘモグロビンを産生する遺伝病であることがわかっていますが，患者はアフリカの熱帯地域に多く分布しています．この鎌状赤血球貧血症患者はマラリア原虫に対して高い抵抗力を示すため，マラリアの感染が多い地域に適応してきたわけです．こう考えてみてください．もし，地球全体がマラリアの多発地帯であったとしたならば，鎌状赤血球貧血症は「異常」ではなく「正常」となっていたのかもしれま

せん．この例に限らず，たとえば，慢性疾患や先天障害として捉えられている様々な「異常」も，相互作用のネットワークの一つの安定した状態であるはずです．つまり，正常・異常を決定する絶対的な基準はないのかもしれません．

　正常・異常の議論がよく行われるのは精神科や皮膚科，形成外科などの分野です．どんな精神状態や外見が「異常」なのか．様々な基準が論議されますが，結局のところ「他の多くの人たちと違う」ことが異常の判断に強く関わってきます．生物学の発達によって現代では様々な病気の素因が次々と明らかになりつつあります．遺伝子を検査することによって，将来自分がどんな病気にかかりやすいかを知ることができるようになってきました．もし，私たちが漠然とイメージしている「正常な人」というグループがあるのだとすれば，科学の発達とともにその「正常な人」の人口はどんどんと減っていくことになります[49]．すると，私たちみんなが，異常である自分か，将来異常となる運命である自分に，いつも責められなければならなくなってしまいます．それは，病気自体よりももっと深刻な苦痛を私たちの心に引き起こすことになると思います．そのような事態は現実に私たちの生活のすぐ近くにまで来ていますし，そのような時代になることもまず確実だろうと思います．それまでの短い間に私たちが身につけておかなくてはならないのは，私たちすべてがどこか「おかしい」のだ，という認識ではないかと思います．今までの私たちがイメージしていたような「正常な人」「異常な人」というグループがあるのではなく，人はみなどこかおかしいところを持っている．様々なおかしい人たちが集まることで，安定であり，また発展性のある社会が成り立っている，と，私は理解しています[49]．

　私が言いたいのは，どんな人でも異常であって．様々な異常を持った人間が集まって正常な社会を形づくっている，ということです．「正常な人」なる概念こそが幻想であって，個々の多様性のバラエティーの中のハーモニーこそが正常の本質であると思うのです．

質問 III-4 ❖ 「誰もが異常を持っている，という考え方が大切である」と著者は主張しました．仮にこの意見が大切であったとしても，はたして論理的に正しい意見でしょうか?

III-4
無駄の役割（2:8の法則から）

「正常・異常」と共に「効率性」も，医療の中ではよく考え直さなくてはならない概念です．「正常・異常」といった考え方すべてを否定すべきではないのと同じように，医療において効率性が不要であると主張するつもりはありません．しかし，効率化によって合理化され，排除される要素の中には，医療にとってかけがえのないものが含まれることを忘れてはなりません．

重要な要素の効率的な選び方として有名な方法論に，2:8の法則（パレートの法則）があります．ある学者が昆虫の集団の中で行われている仕事を観察すると，「全体の仕事の8割は2割の昆虫によって行われている」のがわかったそうで

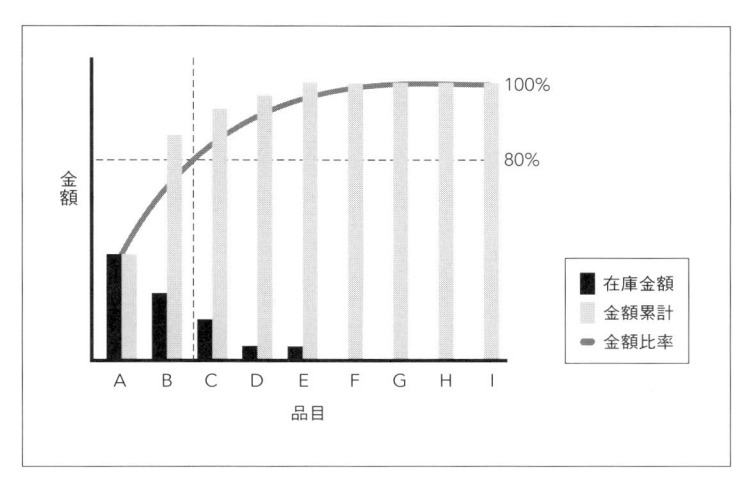

図27 在庫品目をその額の順番に並べてみると，在庫金額のほぼ80％は20％の品目によって占められている．このようにして，パレート図は重要な項目を洗い出す方法として用いられる場合が多い．しかし，この縦軸の在庫品の価値観が変動することを考慮すると，重要でないと考えられた残りの8割の品目は価値変動に対する適応性を担っているのかもしれない．重要項目の洗い出しによって消し去られてしまうマイナー要素は適応性という大きな役割を担っている，と解釈することも可能である．

す．ところが，働き者である2割だけを集めて集団を作っても，またそこに同じような2：8の法則が成り立つというのです．このような集団の特性は，役所の仕事や社会の様々な場面でも成り立っているそうです．経済学者のパレートは，経済活動の中で重要因子を見つけるための方法論として，この法則を利用しました．たとえば図27のように，在庫となっている商品をその金額の大きい順に並べて全体の中の占有率をグラフにすると，全商品の中の上位2割程度の品が在庫金額の8割を占めていることがわかります．これをパレート図と言いますが，こんなふうにして全体を決定してしまう上位の2割程度の要素を選び出して集中的に対策を練る場合に，このパレート図は使われるのです．

　私は少々天の邪鬼なので，2割の働き者よりも，8割の怠け者の「機能」に注目してしまいます．蟻の行動にしても，たとえば，食物を巣に運び込むとか，卵の世話をするなどといった，意味ありげな行動ばかりに注目するから，2：8になるのかもしれません．一見無駄な動きをしていたり，怠け者の蟻も，目に見えない役割を果たしているのではないか，と思うのです．ある環境や価値観の下では，非効率的な8割の方に属していたとしても，環境や価値観の変動によって2割の精鋭に代わり得る．つまり，この一見役に立っていないように見える8割が環境や価値観の変動に対する適応性や創造性を担っている，と考えるのです．これは，図21を参考にしていただくとよりわかりやすいのかもしれません．目に見える機能と目に見えない機能とがおおよそ2：8になっていると考えれば，2：8の法則は自律機能の適応性を説明していると捉えることもできます．

　生き物が常に動的に変化しているのと同じように，病気も常に一定ではありません．動的に変化している病気に対して，効率性のみを当てはめて対処していると，新型肺炎のような新しい病原体に対する対策がまったく後手となってしまうことも生じるのだと思います．

質問 III-5 ❖ 一見効率が悪いように見えているけれども，実際はとても役に立っている物事を考えてみてください．

質問 III-6 ❖ 合理的だけれどもあまり役に立っていない物事を考えてみてください．

質問 III-7 ❖ 質問III–5とIII–6の例から想像すると，あなたにとって「役に立つ」とはいったいどのようなことだと思いますか?

III-5
信頼性から安心へ

　リスクマネージメント[50, 51]の分野では，安全性を科学的に扱おうとしています．ここで提唱されているのは，過去の失敗の分析，徹底したリスクの予測と分類，それぞれへの対処法の考察，等です．つまり，不確実なunknown factorがあることをはっきりと意識して，不確実な部分を少しでも減らす作業が核心となっています．もちろん，不確実な部分はどうしても残ります．しかも不確実な部分は科学では扱えませんので，多くの場合は経験と勘で対処することになります．リスクマネージメントでは，その経験と勘による作業に対しても，様々な陥りやすい心理的な罠を列挙して，可及的にミス判断を減らす科学的な方法を模索しています．このようなリスクマネージメントの考え方が，医療分野でも重要な位置を占めつつあります．

　また一方では，医の倫理の重要性も叫ばれています．医学が医療の中に深く浸透している現代では，「患者は病気（illness）を苦しみ，医師は疾病（disease）を扱う[52]」といった状態さえ日常的であると言われています．医師が臨床医であると共に，医学を探究する科学者であることを求められる現代では，よけいに医の倫理が重要となってきます．最近の医の倫理では従来の枠を越えて，倫理的，哲学的，社会的，法的，科学的考察を広汎に行う動きが出てきました[53-55]．

　それではリスクマネージメントと医の倫理を十分に考慮すれば，それで「安心」に至ることができるのでしょうか？　もちろん，これらが「安心」にとって重要な役割を演じることに間違いはありません．けれども，リスクマネージメントも医の倫理も学問の一分野ですので，その具体的な探究と発展のためには対象を設定しなければなりません．言い換えれば，知的空間の中に具体的な概念を形成させなければなりません．リスクマネージメントではリスクの客観化のために多くの場合は金銭を用います．つまり，失敗して訴訟が生じた場合に，見込まれる費

用やある行動によって見込まれる利益の期待値等が評価の基準となっている場合が多いのです．また，医の倫理では，多くの場合「行為」がその対象とされます．ある医療行為が倫理的，哲学的，社会的，法的，科学的に正しいか否かを判断します．要するに，両者とも「論理的真実」や「正当性」を扱う学問であるわけです．

　けれども，ここで読者自身が患者となって医療現場に立たされた場面を想像してみてください．人生の岐路に立たされたあなたにとっては，何が「正しいか」よりも，何が自分にとって「大切か」こそが問題なのではないでしょうか．「安全性」「正当性」と「安心」との違いはここにあります．個人にとって何が大切であるか，といった議論は客観性を基盤とした，つまり知的空間内における論理性を越えたところにあります．たとえば，「人の命は地球より重い」とする「大切さ」の基準は論理的な「正しさ」の物差しでは測ることができません[49, 56]．全体を構成する要素の一つ一つに全体よりも大きな重要性を与えるのは「大切さ」という知的空間外の存在のみに当てはまる「算術」なのだと思います．

　病気という客観化された概念によって人は自己と自己の身体機能との決定的な分離を経験します．ここでは自己が自己の身体機能や環境とどう対峙して「大切さ」を見いだすか，といった心の問題がとても重要になってきます．この心の問題を考える上においては，行為や行為原理に関わる論理的な「正しさ」のみを語っても適切な対応とはならないと思います．

　20世紀はややもすると「客観的信頼性」ばかりが先行していて，本当の「安心」が忘れられている時代でした．21世紀の医療は「大切さ」を，論理的な「正しさ」とどう対峙させるか，または，この両者の分水嶺をどこにおくか，といった根本的な問題を避けて通るわけにはいかないと思います[49, 56]．

質問 III-8 ❖ あなたが病気となって，ある新しい治療法を医師に勧められているとします．

1　信頼性の高い実験で安全性や効果が証明されている，と医師は説明する．けれども，この治療を受けるのはあなたが世界で初めてである場合．

2　あなたが世界で二番目の患者であって，最初の患者はこの治療を受けた結果すっかりよくなって現在も機嫌よく診察にやってきている，と医師は説明する．しかし，実験結果などのデータは示されていない．

さて，あなたは，1と2のどちらを信頼するでしょうか？　また，この質問に欠けているデータは何だと感じますか？

質問Ⅲ-9 ❖ 正しいけれども大切ではない物事を考えてみてください.

質問Ⅲ-10 ❖ 大切だけれども正しくない物事を考えてみてください.

質問Ⅲ-11 ❖ 大切であってかつ正しい事物を知っていたら教えてください．

III-6
要素還元的方法の必要性

　誤解を避けるためにも，ここで要素還元，つまり，現象を要素に分析して物事の本質を探る手法の必要性を再確認しておかなければなりません．ここまでは，分析的手法や効率化に関して否定的とも思える意見を述べてきましたが，医療が信頼性を得るためには，事実の確認と要素還元による分析は必要不可欠です．現代では医療に限らず，多くの分野において要素還元主義の見直しが叫ばれていますが，科学者が無軌道に要素還元的手法を手放すと，様々な狂信的な論や間違った考え方の温床になる危険があります．

　科学現場にいる人が現代の複雑化した知識に抱く抵抗感も，様々な分野で表現されている要素還元主義への批判も，その多くが感覚的である場合が多いようです．たとえば，単純性への帰着を好む学者から見ますと，図8で示しましたように，現代の生物学が複雑な知識の集積作業を続けていることに対して不満が残るでしょう．また実学をめざす人にとっても，図9で示したような要素に分解された知見だけでは，現場における安全性が保証されないことに対する歯がゆい心持ちが残ると思います．しかし，これらはあくまで感傷であって批判論点ではありません．

　感傷を排して，可及的論理的な表現を用いてから要素還元主義の批判を行おうとしたのはベルクソンではないかと思います．20世紀前半の哲学者アンリ・ベルクソン[8, 9]は，言葉や数字やさらには知覚や概念のように規則性と安定性を特徴とするものを「知性」とよび，その知的空間における知性活動の一手法として要素還元主義を捉えています．そうして，知的空間における知性活動は創造そのものには関わらず，直感でのみ知ることができる世界にこそ本来の創造性が生まれ得る，と主張するのです．これは，論理性では捉えられない，人にとってとても重要な存在があり，その存在に到達する手段として要素還元主義は適当でない，

という主張だろうと思います．また，アフォーダンスの提唱者であるJ. J. ギブソン[57]は，「空間の概念を持たない限り，われわれは周囲の世界を知覚できないであろうとする説は意味のないことである．事実はまったく逆である．われわれはあしもとの地面と空を見ないかぎり，何もない空間を想像することはできないであろう．空間は神話であり，幻影であって，また幾何学のための作りごとである．（生態学的認識論）」と述べています．この言葉も，立場こそ異なりますが，論理的思考を行う知的空間が人の知覚の本質ではないことを表現しています．このように，知的空間内に捉え得ない何か（たとえばそれは知性ではなく，心といったもの）があることを認める立場に立つと，要素還元主義に限界を設定しなければならなくなります．また，マイケル・ポランニー[58]は「暗黙知」という表現を用いて，存在の論理的正しさを証明できない対象を扱う一つの方法論を提案しています．知的空間外の存在を許容せずに，要素還元主義の批判を行うと神秘主義的な表現に陥ってしまうので，ポランニーはこれを「暗黙」と表現したのだと思います．

　実を言いますと，著者自身も知的空間外の存在を認めようとする立場に立つ一人です．けれども，注意しなければならないのは，そういった知的空間外の存在の証明は不可能であることです．ベルクソンの言を借りれば，それは直感でしか捉えることができません．「知的空間外の存在はない」とするのが論理的には正しい表現でしょう．なぜならば，論理的真実はその知的空間[*5]の中でのみ定義されているからです．本来「心」や「優しさ」は論理的思考の対象となり得ません（「知性」や「行動」は対象となりますので混同しないように注意してください）．そのような対象となり得ない存在を直観として認めるか認めないかの立場は人それぞれだろうと思います．

　この知的空間外の存在を認める立場にある著者は，「正しさ」に対して「大切さ」という表現を用います．「正しさ」は，事物を知的空間内に記憶し，論理的に整理することによって到達する論理的真実ですが，「大切さ」は逆にすべてを忘れて捨て去ったところに，直感として捉えられる，論理的に説明できない真実

なのだろうと思います[49]．要素還元主義は「論理的真実（正しさ）」に至る有効な手段ですから，「論理的真実（正しさ）」を追求している科学者が要素還元的方法を放棄することは，「正しさ」と「大切さ」とを混同させることにつながり，多くの似非科学を生む温床になるだろうと考えます．つまり，対象とならない「心」や「優しさ」を認める立場であるからといって（少なくとも論理的真実を探求する自然科学者であれば）要素還元的方法での研究を否定することは本末転倒であろうと思います．真実に「論理的真実（正しさ）」と「論理的ではない真実（大切さ）」があるのであれば，これらを混同せずにしっかりと見分けていく能力が21世紀の科学者には求められているのだと思います[49]．

「およそ語られうることは明晰に語られうる．そして，論じえないことについては，人は沈黙せねばならない」さらに「私の諸命題を葬りさること．その時世界を(正しく)見るだろう」——ウィトゲンシュタイン[59]

質問Ⅲ-12 ❖ 要素還元的方法の例を挙げてみてください．

質問 III-13 ❖ 著者は，真実には「論理的真実（正しさ）」と「論理的ではない真実（大切さ）」がある，と主張しています．あなたの意見を述べてみてください．

1　これは本当である
2　これは本当ではない
3　この質問には答えることができない

....

....

....

....

---

*5　ベルクソンの捉えた空間：ベルクソンは「量」が空間内においてのみ存在する，と見なした．それは，量の概念が空間における包含関係から生じる，としたからである．しかし，たとえばラムジーとフィネッティ（1964）が提唱した主観的確率（「個々のヒトによって異なる概念の度合い」と捉えた）の概念を「時系列性を除外した情報」として一般的に捉えると，この量は空間における包含関係から生じた量ではない．このことは，以下のような仮定をおいて考えるとより明確となる．

仮定：「論理的思考の時系列性はヒトの認知に共通した加算的ではない特性に由来している」[48]

　ここで，時系列性とは対象を一度にではなく逐次的に（並べて）把握することである．つまり，時系列性のない情報こそが本来の情報であるとして，時系列性を含んだ知的空間にはヒトの認知に由来するバイアスが含まれている，と考える．観察は，時系列のない情報を時系列を含む知的空間に変換する作業と捉えることとなり，記憶は変換の一つのルールとなる．物理的な固有値（たとえば運動量など）や実体は，実在する（時系列性のない）情報から時系列座標上に表された写像であることになる．時系列性のない情報を逐次的に記憶のルールに従って変換したのが知的空間であるとすると，図24に示した生体機能のうち，「自律性」の生成が知的空間に表記し得ず「記憶システム」が表記可能であることも直感として理解される．つまり，自律性の源となる多様性発現は逐次的に記憶のルールに従って変換することのできない（時系列性のない情報量の保存のような）原理を表している，と想像することができる．生体と環境との動的安定状態に外乱を与え，そこに生じる多様な生体反応の中から規則性を発見すると，その規則性の多くはタンパク質や遺伝子などの情報媒体物質に行き着くことができる．規則性のある情報には空間と時系列に限られた情報媒体としての実体（記憶システム）を発見することができるのである．現に数多くの制御因子や遺伝子情報が，規則性の中から発見されている．空間と時系列に規定されない情報を生体情報の本質である，と考えると，規則性のない生体情報の中には誤差に混じって多様性が含まれている．多様性は環境との相互作用を有している点において誤差とは異なっている．また多様性とは，おそらく，量子レベルのゆらぎが水を介してマクロレベルにまで伝わっている状態であるのだろう．そのゆらぎの中から機能が淘汰され得る状態が多様性である．

　ベルクソンの捉えた「空間」の概念は，時系列性のない情報量の空間外における実存を仮定することにより，物理学と生物学とを結ぶ新しい展開の可能性を示すことになる．

III-7
安全，安心な生活のための生体環境設計

　私がまだ整形外科の研修医であった頃の話です．股関節の手術のために入院されたある患者さんに「まさか麻酔で死ぬなんてことはないですよねえ」と聞かれた私は，「いや，絶対ないとは言えませんけれども，その確率は0.00何パーセント以下ですよ」と答えました．患者さんは，ああそうなんですか，と返事をしておられたのですが，その晩になって「たとえ，0.00何パーセントでも死ぬ可能性があるんなら，わたし手術を受けるのやめときますワ」と言って，手術をやめて帰ってしまいました．指導の先生は私をとてもひどく叱りつけましたし，私も，誰よりも患者さんに対して大変なことをしてしまった，と反省しました．

　「正しさ」という基準で見るならば，私はさして間違った返答をしたわけではありません．たとえば，ハーバード・メディカル・スクール関連病院の1976～1988年の統計を見ますと，麻酔操作による死亡は20万例に1例，という報告がありましたので，私の言った内容はおおよそ合っていたことになります．けれども私の説明には，手術前の不安に震える患者さんをいたわる気持ちが欠けていたと思います．

　20世紀は様々な分野において，安全性に対する科学的な方法論が発達した世紀でした．医療の世界においても，治療者の主観のみに頼るのではなく，経験や事実の中から合理的に治療法を選択する，EBM（evident based medicine）[60]が重視されてきています．このEBMやリスクマネージメント分野の発展は今後も重要な課題になると思います．また，複雑な環境から唯一の治療法にまでたどり着くニューラルネットワークや逆システム学などの科学的な方法論は，これからの医学の中で非常に重要な位置を占めていくものと思われます．しかし，著者はそれでもまだ何かが欠けている，と感じるのです．おそらくその欠けているものが「大切さ」や「安心」なのだろうと思います．「大切さ」や「安心」に関わる

問題には正解がありませんが，21世紀は，この正解のない問題に，科学者も正面から取り組まなければならない世紀なのだろうと思います*6．

　この本では，まず生体が環境の中で動的に存在している事実を説明しました．治療行為とは，複雑に関連し合った生体の情報ネットワークの一部を変化させて，ネットワークの動的な安定を，より良い位置にシフトさせる行為である，と考えました．しかし，ある治療行為が一時的に臨床症状を改善させたとしても，ネットワーク全体が歪んでしまうのであれば，やがて症状は再発し，また，時には思わぬところに副作用を生じます．そこで，この本で主張したのが，生体環境設計，という方法論です．この方法論で主張したいのは，「作られる」のではなく「育てられる」生体機能です．それは，さらにつきつめるならば「優しさ」への技術なのだろうと思います．なぜならば，育てるという行為の中には対象を愛ずる（中村桂子先生が生き物と接する基本としていつも上げている表現です[61]）ことが不可欠となるからです．中村先生によれば，「愛ずる」とは，本質を見つめて育てかわいがること，です．著者の勝手な解釈で表現するならば，対象と対象の周りの環境，そして何よりもそこに観察者自身が一体となって含まれることによって生まれたハーモニーの中で，生体と接する方法論ではないかと思います．

　前述のように，21世紀社会は「安全」よりも「安心」を求めています．けれども，心や優しさは対象化されないために（知性や利他行為は対象化されますが，心や優しさは決して対象化されません），対象化されたものしか扱うことのできない科学や工学に，多くの人が限界を感じているのだと思います．もちろん，科学者が安易に知的空間を飛び出して客観性を否定してしまっては本末転倒です．本文中でも述べたように，何が「論理的真実（正しさ）」に属していて，何が

＊6　臨床的なエビデンス，患者の意向，治療者の臨床能力の3要素を臨床実践の現場において合理的に実践させようとするEBM（evident based medicine）に対して，医療における相互交流，関係性，主観，解釈，意味などをより重要視して「語り」と「対話」の中から臨床における「知」を探ろうとする動きをNBM（narrative based medicine）とよぶことがあります．Narrativeとは「語り」のことですが，これをどのようにしてまとめ，記述していくかの方法論が様々な現場において探求されつつあります．[62][63]

「論理的でない真実（大切さ）」に属しているかの区別と見極めが必要です．この区別をしっかりとしたうえで，環境とともに機能が育つ，といった捉え方をするならば，今後数十年の間には「優しさの技術」とよぶことのできる様々な実体が見いだされることになるだろうと期待しています．それは，おそらく従来の機能設計という枠を越えて，ヒトの環境そのものに働きかけ，「育てる」ための技術になるだろうと想像します．それは何も難しいことではなく，ただ，ゆったりと優しく生き物を見守っていくことなのではないかと思っています．

　「安心」もまた，生体と同じように作られるのではなく育てられるものなのです．

質問 III-14 ❖ お疲れさまでした．感想をお願いします．質問I–3でお聞きしました不満は少しでも解消したでしょうか？　著者が伝えたかったのは知識ではありません．知識だけでは伝えられない何か，でした．それはこの本の中ではなく読者の中にあるのだと思います．

おわりに
植木屋さん，設計しない建築，作曲しない音楽，そして女性の優しさ

　私が子供のころに住んでいたのは鉄筋のアパートだったので，昔ながらの植木屋さん，縁側に斜に腰かけて，はっぴ姿にキセルを吹かしているような植木屋さんはついぞ見たことがありません．話に聞くと，昔ながらの植木屋さんは，ボーッと庭を眺めてばかりいるので，高価な日当を払っている庭の持ち主はやきもきするそうです．けれども，そうやってボーッと暇そうにしている植木屋さんこそ腕がいいのだそうです．今の庭だけではなく，過去や未来の庭の風景も眺めているのだといいます．だから，ボーッと庭を眺めているときにこそ，植木屋さんは一番大切な仕事をしているのだというのです．これほど植木屋さんにつごうのいい話はありません．私はせっかちで，根がケチな性格なので，やきもきしている庭の主人に同情してしまいます．もし私が植木屋になっていたなら，いかに効率的にすばやく仕事をやってのけるか，ということに腐心していただろうと想像します．しかし，よく考えてみると，生き物である庭を相手にして，効率的とはいったいどんなことをいうのでしょうか．そもそも庭の機能とは何でしょうか．ぼさぼさに伸びた木々の枝を，ただ短く切り整えるだけならば，植木職なる職人芸は成立しなかったでしょう．

　　　　　　　　　　　　　　◉

　縁側に腰かけてキセルをくわえていた昔の植木屋さんの風情は，昔ながらの町医者にどこか似ているように感じます．私が小さな頃にかかっていたのは，設備といえば古びたレントゲンだけの小さな内科医院で，よく風邪をひいていた私は，母親につれられてたびたび診察室を訪れました．「また，のど風邪?」「扁桃腺を切った方がいいのでしょうか?」などと，女医さんと母親が恐ろしげな会話を真顔で交わしているのを聞きながら，私は丸い回転いすにちょこんとすわっていました．小柄な女医さんは，トントンと中指で私の胸をたたいたり聴診器を当てた

り，のどの奥をのぞいたりします．後年，私は医学部に再入学したので，その時に女医さんの行っていた打診や聴診の具体的な意味を知ることとなりました．

◉

打診も聴診も，その診察の精度は人によってまちまちで，はたしてあの女医さんがどの程度の情報をその診察から得ていたのかはわかりません．しかし，そうやって胸をたたいて聴診器を当ててもらうことによって，不快と暗い不安の中にあった私の心は明るく解放されました．私のかかりつけ医であった女医さんは，胸をたたきながら私の顔を見て話しかけてくれました．指先に伝わる胸膜からの反響音よりもはるかに重要な情報をそこから得ていたことは確かなことだろうと思います．腕利きの植木屋さんが，過去や未来の庭の風景も眺めていたのと同じように，かかりつけの女医さんは過去や未来の私をも優しく見つめていました．この，とんとんと胸をたたく打診も，薬包紙にのった苦い複合薬も，おだいじに，と見送る笑顔も，みな「生体環境設計」という治療行為の一環です．

◉

私のかかりつけ医は，たまたま女医さんだったのですが，これが男の医者だったらどうだったろうか．もちろん同じことですよ，と科学者の私は言うでしょう．けれども私の中の子供の心は，男の医者ではどこかが違う，と首を傾げてしまいます．私の妻は耳鼻科医をしていますが，はたから見ていて，やはり男にはできない何かを患者に与えているように思います．自分の母親が痴呆症になったときに，涙を流しながらその世話をしている妻の姿を思い出しても，やはり女性は違う，と思います．世話をしていて相手の一部と同化してしまっている．世話をする人の環境の中にすっぽりと自分も入り込んでしまっている．ごちゃごちゃ言ってるヒマがあったら手伝いなさいよ，と妻は言うかもしれません．ひどく現実的な点にかけても，男は女性に遠く及ばないようです．

◉

話は変わりますが，高校時代の同級生たちを見ていても，「優しさ」を見つめる仕事を続けているのは女性たちです．ある人は建築家となって，しかし，設計

意図よりも意識されない「心地よさ」を大切にした建物を考えています[64]．男はどうしても設計したがる．ある人は作曲されない音楽の大切さを語っています[65]．これも，男はどうしても作曲したがります．また，ある人は僻地医療に人生をささげて重い苦労を笑い飛ばしています．そんな医師は男にも多いけれども，やはり女性の優しさには敵わないと思います．設計しない建築，作曲しない音楽，そうして，意図しない優しさ．

　人間はその内外の環境とともにいて，初めて人間として生きていくことができるのだと思います．人間を他人として突き放さずに，その人間の環境に中にすっぽりと入り込むことができるのは，どういう訳かいつも女性なのです．男はどうしても作りたがる，設計したがる．「生体環境設計」と私がこれを名付けてしまうのは男の業なのだろうと思います．この本のように口先だけの文章を並べて偉そぶってるヒマがあったら，少しは女性たちの手伝いをしなくてはならないのかもしれない，と，これも口先だけで書いているようです……

質問に対するコメント例

　この本に書かれた質問には正解がありません．参考までに著者の個人的な思いつきを付記しておきます．これが解答ではなく，また，著者が読者に期待する内容でもないことにはくれぐれも注意してください．

質問 I-2 ❖ 私はもちろん，「3」を選択します．

質問 I-3 ❖ 工学も，医学も人への福祉を目指していながら，「やさしさ」といった視点にはなかなかたどり着くことができません．その不満がこの本を書こうとしたきっかけです．

質問 I-4 ❖ 神が設計した，と言うことも大切だと思います．しかし，この本では自然現象に目的意志を認めない機械論の立場から考えてみました．つまり，生体機能は環境の中で自然に設計された，と考えています．けれども，世界の多くの人々の中から見るとこれは少数派の考え方なのかもしれません．この本では「機能の起源」に関して意見を述べましたが，これは論理的に正しく表現することができず，いわば直感によってのみ了解される内容です．多くの方のご批判をいただければ幸いです．

質問 I-5 ❖ ここで私が用いている「設計」の概念は，知的空間内で定義された言葉として取り扱っています．つまり，言葉や数字（図形）に表すことができる対象を様々に変換して具体的な形に変える作業を「設計」とよんでいます．工学者は，つまりはこんな仕事をしているのだと考えます．しかし，真の職人さんは知的空間以外の心を基盤とした別の「設計」を持っているのかもしれません．

質問1-6❖

1　動く．

2　動く方向を自分で決定できる．

3　恐くない．

4　けれども安全な範囲内でスリルがある．

5　幼児が片手で持つことができる(20キロ以下?)．

6　かっこいい．

7　一人でも遊べる．

8　すわって休むことができる．

9　簡単に壊れない…

主観的な内容も含まれてしまいました．

質問1-7❖ 上記の「3」，「4」，「9」から，やはり3点支持系の乗り物が理想？　動力を手こぎにした下のような三輪車はどうでしょうか？　手こぎロッドを前後に引いたり押したりすることによって進みます．ハンドル操作は手こぎのロッドで行ってもいいし脚で操作してもよい．またバックのギアチェンジがあってもおもしろいと思います．

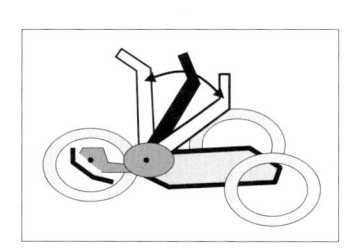

質問1-8❖ たとえば「生き物：遺伝情報を用いてエントロピー増大に抗する」．この考え方は，たとえば物理学者のシュレーディンガーも同じような考えを抱いていたようです．これに対しては現代も様々な意見があります．

質問 I-9 ❖ ウイルス．ただしウイルスが生物であるか否かに関しては議論があると思います．

質問 I-10 ❖ 自己破壊速度が速い場合には現象として観察することが難しくなります．無生物の例であれば，たとえば，塩の水溶液中での臨界サイズ以下の結晶の小集団（エンブリオ）生成など．

質問 I-11 ❖ 赤血球の機能（肺の酸素を末梢に送り，末梢組織の二酸化炭素を肺に送る）を果たす人工血液は作成可能です．私が本の中で「生体機能」と述べている内容は，「生体の適応機能」と言い換えるべきなのかもしれません．

質問 I-12 ❖ 私は，生体機能の複雑さは単純な原理に帰着する方がおもしろいと感じています．これは好みの問題かもしれません．

質問 I-13 ❖ 心理学分野における"Qualitative Psychology"[66]も，複雑な心理状況を行動等の要素分割ではなく，システムとして捉えようとする一種の逆問題解法なのではないか，と考えています．著者の専門外なのであまり自信はないのですが．

質問 I-14 ❖ 「正常」であることが仲間に入れてもらう条件となってしまうような，そんな社会を私たちは作っていないでしょうか？　本文中にも述べましたように，誰もが異常を持っていて，そのバラエティによって社会に活力と適応力が備わっているのだという考えが大切なのだろうと考えています．

質問 I-15 ❖ 自己構成的な相互作用のネットワークが安定的に存在している状態だ，と私は思っています．ですから，正常という定まった状態があるのではなく，環境との相互作用の中でさまざまな安定状態が存在している，と考えます．た

だし後にも述べるように，生体は遺伝子に定められたある程度のプログラムは有していますので，このプログラムを基準として「正常機能」を定義することも可能ではあります．

　蛇足ですが，人間の正常な生活は希望的な幻想の上に成り立っている，といった考え方もあるそうです．たとえば，鬱病患者と正常と思われている人間を比べると，鬱病患者の方が現実を正確に把握している，といったデータがあります[67]．現実よりも楽観的な予想をすることで「正常」な精神生活が営まれているのだそうです．そうしますと，客観的に「正常」を定義してもそれが「正しさ」を表現していないことになるのかもしれません．

質問 II-1❖サイボーグ（アンドロイド）では機械と生体とが共存しています．生体は常に自己を改変しながらその形態と機能とを維持していますので，生物と無生物との界面の安定性がいつも問題となります．

質問 II-2❖眼内レンズ，コンタクトレンズ，人工関節，人工血管，人工血液……など，生体機能が模倣され，作られた例は数多くあります．けれどもそれらの機能は環境に適応して自己を改変する「生きた」機能ではありません．

質問 II-3❖たとえば自然を例にとってみると，土の上に水を流しておくことによって，そこに自然の河川に見られるのと同じような様々な生態系や機能が生じてきます．

　生体内の例では，たとえばハンターロッドによる腱鞘組織の再生があります．指などを動かす腱の周りには腱と周囲との癒着を防ぎ，腱のなめらかな動きを助けている腱鞘組織があります．シリコンゴムのロッドを腱のあった部分に移植して体の中で常に滑らせておくようにすると，このロッドの周囲に腱鞘に類似した組織が再生されてきます．

質問 II-4 ❖ 骨髄の中にある間葉系の幹細胞の再生能力は，年齢とともに低下してきます．変形性関節症などでは対象が高齢者となる場合が多いので，自己の幹細胞を使った治療法の効果は未だ不透明です．また，この方法で本当に苦痛なく治療を行うことができるのか，に関しても検討が必要です．

質問 II-5 ❖ 次の項で示しますように，私たちは力学環境による淘汰という情報の流れを仮定してこの現象を説明しようとしています．この仮定には賛否両論があると思います．

質問 II-6 ❖ このような情報の流れとしての捉え方が可能であったとしても，消滅速度の速い自己破壊的相互作用は，現象として観察することが非常に難しいため証明は難しいと思います．しかし，いわゆる反証不可能[68]な仮説ではありません．

質問 II-7 ❖ たとえば，胸腺内におけるT細胞の分化，成熟などはこの図式に近いのではないかと思います．

質問 II-9 ❖ 私は生体機能は淘汰によって生じた，と考えていたのだろうと想像します．

質問 III-1 ❖
1 食事をして，酸素を取り込み，食物残さと二酸化炭素を排出する．
2 家族を守る．
3 学生に教え，また教えられる．
4 喜ぶ，悲しむ，怒る，ぼーっとする．
5 生きている，と感じる．

質問 III-2 ❖ 「1」〜「3」はロボットでも可能であると思います．「4」も，感情を感情の表現と捉えるのであれば可能であるかもしれません．「5」の生きていると感じる．これはロボットが「自己」を持たない限り難しいと思います．

質問 III-3 ❖ このIII章では，病気の客観的定義の前に主観的な病気の姿を重要視したいと考えています．けれども，たとえば精神科では自分が病気であることをみとめないこと（病識の欠如）も一つの診断の要件になるときがあります．そうなってきますと，やはり病気というのは客観的に定義されるべき対象なのでしょうか？ 私も未だ結論を得ていません．

質問 III-4 ❖ 統計的な指標さえ決定すれば客観的に「正常」を定義することも可能です．たとえば，正常となる範囲を定量的に定義すれば，そこには「正常」と「異常」の明らかな区別ができますので，「正常」「異常」といったグループ分けも可能です．またさらに，複雑系科学で言われているような動的な安定状態（アトラクタ）を正常の姿と考えるならば，ゆらぎの範囲さえ設定すればそこにもはっきりとした「正常」「異常」の区別が生じます．このように「誰もが異常を持っている」という考え方は論理的真実ではありません．そのように意識を変えていくことが私たちの幸福にとって大切であろう，といった主張です．

質問 III-5 ❖ 田舎には一見効率の悪いさまざまな約束事や風習があります．けれども，災害などの時にはこういったふだんからの地域の結びつきが役に立つのだろうと思います．

質問 III-6 ❖ 年々ふくらんでいく知識をいかに効率よく合理的に学生たちに教えるのか，と大学の教師は工夫しているつもりです．けれども，結局のところ詰め込み教育となってしまう場合が多く，学生たちの頭には大切な意味となって残っていないようです．合理的に知識を伝えようとすればするほど，学生たちを

感動させる内容からはなれていってしまう感もあります．

質問 III-7 ❖ 上の二つの例のみから考えますと，私にとって「役に立つ」とは，「感動する何か」なのかもしれません．

質問 III-8 ❖ この質問では，説明する医師と患者との間の信頼関係が述べられていません．私は，講演などのたびに会場の聴衆の方にこの質問を問いかけます．患者と医師間の信頼関係に対してのちょっとしたコメント（たとえば「あなたのかかりつけ医」とか「信頼する医師」といったことば）を挟むか否かによって，どちらの治療に安心するか，の割合は大きく異なってきます．

質問 III-9 ❖ 大きな声では言えませんが，大学の会議や講義にはよく出てくるのではないでしょうか．問題は，誰にとって「大切」か，ということです．

質問 III-10 ❖ たとえば「集団の感情」といったものも大切ですが，時として正しくない方向に向かってしまうこともあるように思います．

質問 III-11 ❖ 大学では，正しくて大切な内容を教えているつもりなのですが……．学生に受け入れてもらうのはなかなか難しい．何を「大切さ」と考えるかは個人の問題であって，決して他人に押しつけることができません．

質問 III-13 ❖ この「論理的でない真実がある」とは論理的に正しい主張でありません．たとえば「大切さ」や「心」とは区別し対象化しないところにある，とされています．区別・対象化されない内容を言葉で論理的に語ることができませんので，一種のメタファー（暗喩）としての表現になっています．言葉で表すことのできない命題の正しさは判断することができません．

参考文献

[1] 吉川弘之「一般設計学序説——一般設計学のための公理的方法」『精密機械』45巻8号, 906–912.(1979)
[2] 吉川弘之「設計とは何か——一般設計学の試み」『日本機械学会誌』84巻749号, 328–334.(1982)
[3] H. R. Maturana and F. J. Varela, "Autopoiesis and Cognition"——The Realization of the Living(1980), 邦訳：ウンベルト・マトゥラーナ＋フランシスコ・J・ヴァレラ＝著『オートポイエーシス——生命システムとは何か』河本英夫＝訳, 国文社(1999)第4版
[4] フランシスコ・ヴァレラ＋河本英夫＋永井晋「オートポイエーシスと現象学」『現在思想』1999年4月号, 青土社
[5] 富田直秀, 「生体内設計(方法論としてのオートポイエティック・マシン)」, 『骨・関節・靱帯』, 17(3) (2004), 269-274, アークメディア
[6] 富田直秀「不良学者から不良学生たちへ」『BME』, 17(1), 59–62(2003)
[7] 富田直秀「植木職人に転職して——材料設計から環境設計へ」,『バイオマテリアル』, 20(5), 357-358(2002)
[8] ベルクソン＝著『思考と運動』宇波彰＝訳, 第三文明社(2000)
[9] アンリ・ベルクソン＝著「物質と記憶」『ベルクソン全集2』田島節夫＝訳, 白水社(2002)
[10] Roche Diagnostics GmbH社
website (http://www.expasy.org/cgi-bin/show_thumbnails.pl)
同社の厚意により, 許可を得て転載
[11] 金子勝＋児玉龍彦＝著『逆システム学——市場と生命のしくみを解き明かす』岩波新書(2004)
[12] 金子邦彦＝著『生命とは何か——複雑系生命論序説』東京大学出版会(2003)
[13] 野間昭典＋松田哲也＋松岡達＋皿井伸明「細胞・生体機能シミュレーションプロジェクト——数理時空間に生体活動を実現する」『現代医療』2004, vol. 36, No. 5, p. 1073–1079, 現代医療社
[14] 筏義人＝監修『基礎生体工学講座　生体材料学』産業図書(1994)
[15] 筏義人＝監修『基礎生体工学講座　生体材料学』産業図書(1994)
[16] 太田和夫＋阿岸鉄三＝編『人工臓器——機能代行の現状と将来』南江堂(1983)
筏義人＝著『バイオマテリアル——人工臓器へのアプローチ』日刊工業新聞社(1988)
[17] 日本人工臓器学会＝編『人工臓器は, いま——暮らしのなかにある最先端医療の姿』はる書房(2003)

[18] 山室隆夫＋大西啓靖＝編『整形外科医用材料マニュアル』金原出版(1992)
[19] 岡正典＝編集担当委員『図説整形外科診断治療講座15　人工関節・バイオマテリアル』メジカルビュー社(1990)
[20] 富田直秀「人工関節」『材料科学』特集：生体材料と機能特性, 30(1), 2-7(1993)
[21] Charnley J. Anchorage of femoral head prosthesis to shaft of femur. J Bone Joint Surg, 1960; 42-B:28-30.
[22] Cooper, J. R., Dowson, D. and Fisher, J.F Macroscopic and Microscopic Wear Mechanisms in Ultra-High Molecular Weight Polyethylene. Wear, 162-164： 378-84, 1993.
[23] Learminth EJ, Smith EJ, Cunningham JL., The pathologenesis of osteolysis in two different cementless hip replacement. Proc. Instn. Mech. Engrs, 211, Part H, 1997, 60-63
[24] H.Oonishi, M.Saito, Y.IKadoya, Wear of high-dose gamma irradiated polyethylene in total joint replacement: long term radiological evaluation, in Transactions of the 44th Annual Meeting, Orthopaedic Research Soc., 23, 97(1998)
[25] 富田直秀「人工関節におけるポリエチレンの耐久性」特集：人工膝関節の再置換の適応,『骨・関節・靭帯』9(5), 489-495(1996), アークメディア
[26] 富田直秀「人工膝関節全置換術の長期成績とポリエチレン」特集：人工膝関節の長期成績,『整形・災害外科』, 40(11), 1293-1301(1997), 金原出版
[27] Tomita N., Kitakura T., Ikada Y. and Aoyama E.：Prevention of fatigue cracks in hip and knee polyethylene components by addition of vitamin E., Journal of Biomedical Research, 48, 474-478(1999)
[28] 森亜希子＋富田直秀＋金枝敏明＋渡辺英一郎＋永田員也＋尾坂明義＋藏本孝一「ビタミンE添加UHMWPE，材料の疲労特性——人工膝関節におけるlift-offを考慮して」『生体材料』21(5), 403-409(2003)
[29] 富田直秀＋池内健＋筏義人＋玉井進＋忽那龍雄「骨リモデリングに及ぼす力学的影響に関する影響」日本臨床バイオメカニクス学会誌, 15 89-92 1994
[30] 富田直秀＋忽那龍雄「3相複合材料挿入による新しい内副子固定法(第一報)」『整形外科バイオメカニクス』6, 61-64, 医師薬出版(1984)
[31] 富田直秀＋忽那龍雄「内副子板に対する応力緩衝材料の試作」『生体材料』2(4), 235-240(1984)
[32] 忽那龍雄＋富田直秀「Cushion を挿入した内副子板固定法(トピックス)」『整形外科』

36(11), 1596(1985)

[33] 富田直秀＋忽那龍雄「Cushioned Plate の Mechanical biocompatibility に関する研究(第二報)」『整形外科バイオメカニクス』7, 206-208(1985)

[34] Tomita N., Kutsuna T. : Experimental studies on the use of a cushioned plate for internal fixation., International Orthopaedics (SICOT), 11, 135–139(1987)

[35] Tomita N., Kutsuna T., Tamai S., Ueda U., Ikeuchi K., Ikada Y. : Mechanical effects of a cushioned plate on bone fixation., Bio-Med. Mater. Eng., 1–4, 243–250(1991)

[36] YASUJI HARADA, NAOHIDE TOMITA, SHIGEYUKI WAKITANI, YOSHIO MII, MASANORI OKA, SADAMI TSUTSUMI, The use of controlled mechanical stimulation in vivio to in duce a cartilage layer formation on the surface of osteotomized bone. Tissue Engineering, TISSUE ENGINEERING, 8(6)(2002), 969–978

[37] N. Tomita, H. Aoki, Y. Morita, S. Wakitani, Y. Tamada, K. Ikeuchi, K. Hattori and T. Suguro, Reconstruction of Knee Joint Using Total Knee Regeneration System, Tissue Engineering for Therapeutic Use, 6(2002), 41–49

[38] Hideyuki Aoki, Naohide Tomita, Yusuke Morita, Koji Hattori, Yasuji Harada, Masato Sonobe, Shigeyuki Wakitani and Yasushi Tamada, Culture of chondrocytes in fibroin-hydrogel sponge, Bio-Medical Materials and Engineering, 13(4)(2003), 309–316

[39] Hideyuki Aoki, Naohide Tomita, Yasuji Harada, Koji Hattori, Masato Sonobe and Toru Suguro, The report of the cartilage regeneration using Total Joint Regeneration System(Internal-fixator type), Bio-Medical Materials and Engineering, 13(4)(2003), 411–417

[40] Wakitani, S. et al. Embryonic stem cells injected into the mouse knee joint form teratomas and subsequently destroy the joint. Rheumatology (Oxford)42, 162–165(2003).

[41] Sonobe, M. et al. ES cells Transplanted into the rat knee joint form a hyaline cartilage structure. In:Transactions of the 49th Annual Meeting of the Orthopaedic Research Society, New Orleans, February 2-5, 2003. LA: Orthopaedic Research Society, 2003:abstract.

[42] Masaaki Nakajima, Shigeyuki Wakitani, Yasuji Harada, Akira Tanigami and Naohide Tomita, EMBRYONIC STEM CELLS FORM ARTICULAR CARTILAGE

UNDER MECHANICAL CONDITION IN VIVO, Tissue Engineering, submitted
[43] 山本浩司，富田直秀他「幹細胞を用いた軟骨再生の環境設計」『第31回日本臨床バイオメカニクス学会抄録集』P91（2004）
[44] 富田直秀「生体機能の自律性と効率化」『京機短信』No.4（2004.11.20）[http://www.hi-ho.ne.jp/dai2seiki/]
[45] 佐々木正人＝著『アフォーダンス──新しい認知の理論』岩波書店(2001)
[46] 市川伸一＝著『確率の理解を探る』共立出版(1999)
[47] 市川伸一＝著『考えることの科学──推論の認知心理学への招待』中公新書(2000)
[48] 富田直秀「時系列性を認知のバイアスとして捉えると」『科学哲学』(投稿中)
[49] 富田直秀＝著『ちゃっちゃんの遊園地』ゆみる出版(2003)
[50] 松本將「開発段階におけるリスクと意思決定」『日本機械学会誌』2000年7月号, p428-431
[51] Hommond, J. S. et al.(2000)，日本語訳，ジョン・S・ハモンド＋ラルフ・L・キーニー＋ハワード・ライファ＝著『意思決定アプローチ──分析と決断』小林龍司＝訳，ダイヤモンド社(1999)
[52] Eisenberg, L.(1977)："Disease and Illness; Distinction Between Professional and Popular Ideas of Sickness", Culture, Medicine and Psychiatry
[53] 大林雅之「医療における哲学の役割──Bioethicsをめぐって」『科学哲学』32-2, 15-23(1999)
[54] 佐藤純一「医療の哲学にむけて」『科学哲学』, 32-2, 25-37(1999)
[55] 金森修「健康という名の規範──Bioethicsをめぐって」『科学哲学』, 32-2, 1-14(1999)
[56] 富田直秀『心と科学と"こころ"』講談社出版サービスセンター(2000)
[57] ジェームズ・J・ギブソン＝著『生態学的視覚論』古崎敬 他＝訳，サイエンス社(2000)
[58] マイケル・ポランニー＝著『暗黙知の次元』高橋勇夫＝訳，ちくま学芸文庫(2003)
[59] ウィトゲンシュタイン＝著『論理哲学論考』野矢茂樹＝訳，岩波文庫(2004)
[60] 福井次矢＝著『EBM実践ガイド』医学書院(2001)
[61] 季刊『生命誌』(37号-40号)，JT生命誌研究館(2003)
[62] 松島秀明＋西條剛央＋荒川歩＋斉藤清二＋西村ユミ＋香川秀太＋川野健治「質的研究はいかに「科学的」たりえるか？──医療・看護領域研究に学ぶ」『日本質的心理学会第1回大会抄録集』30-37.(2004)
[63] 西村ユミ＝著『語りかける身体──看護ケアの現象学』ゆみる出版(2001)

[64] トーマス・アムスラー他＝共著『コリッポ——時間を忘れたスイスの村』白川裕季子訳，集文社, 1993

[65] 鳥越けい子＝『サウンドスケープ——その思想と実践』SD選書，鹿島出版会(1997)

[66] Valsiner J. (2004): Transformations and Flexible Forms: Where Qualitative Psychology Begins., 『日本質的心理学会第1回大会抄録集』65–77.

[67] ロルフ・デーゲン＝著『フロイト先生のウソ』赤根洋子＝訳，文春文庫(2003)

[68] Popper, K. (2002). The Logic of Scientific Discovery. London and New York: Routledge Classics. (original work published in 1938)

索引

あ

アトラクタ●116
アフォーダンス●78, 101
アポトーシス●65
安心●iii, xv, xix, 22, 42, 96, 104, 105
暗黙知●101
異常機能●88
医工学●iv
医の倫理●95
ウィトゲンシュタイン●102
エントロピー●112
オートクレーブ●41
オートポイエーシス●11, 14, 18, 323, 73, 74, 78
オートポイエティック・マシン●
　v, xvi, 4, 13, 14, 15

か

化学的環境●50
確率の主観論●78
確率論●78
荷重支持機能●46
鎌状赤血球貧血症●88
硝子軟骨●53, 54
がん原遺伝子●xiv
幹細胞●49, 54, 60
関節液●43
関節再建●56
関節軟骨組織●53
間葉系幹細胞●55

記憶システム●
　xvii, xviii, 65, 67, 69, 71, 73, 74, 79, 103
機械論●3, 5, 13, 51, 82, 111
機能化の淘汰●69, 71, 72, 73, 74
機能空間●11
機能の起源●iii, 111
ギブソン, J. J.●101
逆システム学●30, 32, 33, 104
逆問題●30, 31, 113
具象空間●11
忽那龍雄●47
ゲノム●xviii
恒常性●32
高密度ポリエチレン●43
効率化の淘汰●69, 71, 73, 74
骨折固定プレート●46

さ

再生医療●xiv, xvii, 2, 49
最適化設計●9, 41
サイボーグ（アンドロイド）●44, 114
時系列性●103
自己構成的相互作用●18, 21, 23, 24, 64
自己組織化●75
自己破壊的相互作用●
　18, 19, 21, 23, 24, 64, 65, 115
自律機械●14
自律機能●21, 32
自律性●
　iii, xviii, 4, 13, 51, 69, 71, 77, 78, 79, 84, 103

シャンレイ●42, 43
摺動部材●42
主観的確率●103
シュレーディンガー●112
冗長性●73
職人芸●6, 23
進化論●72, 73, 76
人工関節●2, 42, 43, 56, 57, 58, 59
人工関節置換術●42
人工血管●2, 40, 41
制御因子●69, 71
正常機能●88
生体外環境設計●v, 79, 83
生態学的認識論●101
生体環境設計●v, 36, 49, 77, 82, 109, 110
生体材料●40, 42, 49
生体内環境設計●v, 50, 56, 57, 58
生体の機能●21
生体の適応機能●113
生物学的環境●50
生命誌●xiv, xvi, xviii, xix
生理機能要素モデル●32, 33
設計概念●7
設計変換●11
設計論●7
セラミックス●43
セルオートマン●67
全関節再生術（Total Joint Regeneration）●57, 58, 59
相互作用のネットワーク●15, 35, 36
組織工学●vi

た

耐圧縮歪み状態●65
耐剪断歪み状態●65
代替医療●79
耐引張歪み状態●65
多重生体システム●32
短期記憶システム●71, 72
知的空間●
iii, 8, 9, 10, 11, 74, 78, 83, 100, 101, 103, 111
超高分子量ポリエチレン●43
テトラーマ●61
テフロン樹脂●42

な

内固定プレート●46
内皮細胞●41
軟骨再生法●57
ニューラルネットワーク●30, 32, 33, 104

は

バイオメディシン●xiv, xvi
パレートの法則●91
反ちょう膝●82, 83
ヒトゲノム●xiv, xviii
フィードバックシステム●32
フィネッティ●103
複雑系科学●32, 33, 74, 78, 116
物理的な生体内環境●51
プラシーボ効果●79
分化●60, 115
ベルクソン●8, 100, 101, 103
変形性関節症●54, 55, 57, 115
ポランニー, マイケル●101

ま

慢性関節リウマチ●57
自らに由る●82, 83
無痛性●42
目的論●13, 77

や

優しさの技術●106
有限要素解析●67
要求仕様●24
要素還元主義●28, 100, 101

ら

ラムジー●103
リスクマネージメント●95, 104
ルーズニング●57
論理的真実●101, 103, 106

欧文・数字

2：8の法則●91, 92
AOグループ●46
CT●2
Cushioned Plate●47
EBM●104, 105
ES細胞●60, 61, 62
Maturana●14
MRI●2
NBM●105
peer review●ii, iii
something-new-ism●ii
Varela, F. J. ●14

著者略歴
富田直秀（とみた・なおひで）
工学部大学院修了後に医学部を再受験して整形外科医となる．現在は医工学研究者として工学研究科と医学研究科の双方の学生を指導し，生体機能を作るのではなく「育てる」ことを目的とした「生体環境設計」の実用化及び基礎研究を行っている．
講義は「生体機械・材料工学」「バイオメカニクス」「文理融合ゼミナール」「材料基礎学」「工学倫理（分担）」「バイオマテリアルの基礎（分担）」「医工学入門（分担）」「先端電子材料学（分担）」など．
著書に『心と科学と"こころ"──客観性をはなれた科学の話』講談社出版サービスセンター（2000年），『ちゃっちゃんの遊園地──忘れるからこそ見ることのできる「大切さ」の風景』ゆみる出版（2003年）．

「安心」を育てる科学と医療
機能設計から生体環境設計へ
平成17年3月15日発行

著者	富田直秀
発行者	村田誠四郎
発行所	丸善株式会社

出版事業部
〒108-8244　東京都中央区日本橋三丁目9番2号
編集部　電話(03)3272-7263／FAX(03)3272-0527
営業部　電話(03)3272-0521／FAX(03)3272-0693
http://pub.maruzen.co.jp/
郵便振替口座　00170-5-5

©Naohide Tomita, 2005

デザイン・組版：山下恭弘＋株式会社エーアンドエス
印刷：日経印刷株式会社／製本：株式会社松岳社

ISBN4-621-07534-9 C3047
Printed in Japan

http:// pub.maruzen. co.jp/

―― 丸善㈱出版事業部の情報Webサイト ――

Book & Magazine 書籍 雑誌
丸善発行書(理工学分野の便覧類・教科書・読み物・雑誌)、学協会発行の発売図書情報を掲載。

★新刊書籍の内容をご紹介。目次や序文、内容の一部をご覧いただけるPub-View。
★物理の雑誌『パリティ』の各号の目次紹介、今月のキーワード、執筆者プロフィールなど充実した内容。

VIEW! パリティ

Videosoft ビデオソフト
医学、人文社会、心理学分野のオリジナル映像作品をはじめ、放送大学、BBC等の教材ビデオのご紹介。

CD-ROM
理工学分野のデータ、ツール、PDF版ハンドブックから各種エンターテインメントまで豊富なLine-Up。

Model 模型
学生から研究者まで実際に組立て理解する分子構造模型の詳細を掲載、化合物、結晶、DNAなど最適教材ツール。

e-book
新しいメディアに挑む電子書籍、PC、PDA、携帯電話などで活用できるe-bookコンテンツをpickup。

取扱商品はインターネット経由で日本国内発送可能

決済は代金引換・丸善発行書はクレジットカードやコンビニ、ネットバンク決済も可、さらに一部商品は法人決済にも対応
■**BookShop**：丸善発行書のすべてとCD-ROM商品、分子模型、主要学協会発売図書を購入可能
■**VideoShop**：放送大学映像教材、心理学や人文・理工系教材、サッカー等個人向けビデオの販売
◎送料(代引手数料)は国内一律380円、購入金額に応じて無料となります。
　(詳細はご利用ガイドページをご覧ください。)

放送大学 ビデオ教材 メディア教材　　**BBC LEARNING**

★放送大学教育振興会発行のビデオ・メディア教材のご案内。一般講義、特別講義、大学院など充実したプログラムを取り揃えています。
★BBC教育市場向け映像ライブラリーを紹介、キーワード検索やサンプルムービー試聴も可能。

sipec 工学専門書ショップ　　**エヌ・ティー・エス Seminar & Books・CD-ROM**

★丸善がプロデュースする理系分野研究者・技術者専門サイト。各種技術書から最先端セミナー情報まで豊富なLine-Upをご紹介。＊ご注文は原則として企業、学校等機関決済でのお申込みとなります。

◆丸善のショッピングサイトにもお立ち寄りください。**http://www.maruzen.co.jp/**
丸善の書店サイトでは、丸善発行書をはじめとする和書、洋書のほか、随時Webフェアを開催、またカバン・傘・ネクタイ・文具等厳選されたオリジナル限定商品をお求めいただける会員制ショップ(登録無料)です。

MARUZEN Internet Shopping

丸善 〔出版事業部〕 〒103-8244 東京都中央区日本橋 3-9-2 第二丸善ビル
　　　　　　　　　TEL(03)3272-0521 FAX(03)3272-0693　http://pub.maruzen.co.jp/